D1734452

AKTIVE GESUNDHEIT

Dr. med. Sampson Lipton
SO BESIEGEN SIE IHRE SCHMERZEN

Wie Sie Ihrer Beschwerden bei Arthritis, Rückenschmerzen, Migräne, Herzerkrankungen, bei Entbindung, Menstruation und vielen anderen weitverbreiteten Schmerzzuständen Herr werden

ORAC

Für die "Pain Relief Foundation", Walton Hospital, Liverpool, England.

Dieses Buch wurde von Dr. med. Gabriele Trenker und
cand. med. Walter Kozisek ins Deutsche übertragen.

ISBN 3-85368-972-8
Copyright © der englischen Originalausgabe by
Sampson Lipton, 1984.
Copyright © der deutschsprachigen Ausgabe by Verlag ORAC, Wien.
Die englische Originalausgabe erschien unter dem Titel
"Conquering pain" im Verlag Martin Dunitz, London.
Alle Rechte vorbehalten
Satz: Bernhard Computertext, Wien

Dr. Sampson Lipton

Zu der Zeit, als er dieses Buch schrieb, war Dr. Lipton Direktor des „Centre for Pain Relief" am Walton Hospital in Liverpool. Er zog sich erst vor kurzem aus dieser Position zurück (und trat in den Ruhestand), bleibt aber weiterhin ehrenamtlicher Medizinischer Direktor der „Pain Relief Foundation". Ebenso ist er Komitee-Mitglied der „International Association for the Study of Pain" und Kurator der „Pain Relief Foundation". 1980 bis 1981 war er „Hunterian Professor" am „Royal College of Surgeons".

Seine ausgedehnten Vortragsreisen und Vorlesungen führten ihn in alle Welt, besonders nach Australien, Neuseeland und Nordamerika. 1979 bis 1980 unterstützte er die „Pain Relief Centres" am „Royal Brisbane Hospital" und an der „University of Otago" in Dunedin. 1981 hielt er an der „University of Western Australia" Vorlesungen über die verschiedenen Aspekte der Schmerzlinderung und hielt an der „University of Queensland" Seminare, Vorlesungen und Demonstrationen ab. In der zweiten Hälfte des Jahres 1983 war Dr. Lipton als Gastprofessor am „Pain Relief Centre" an der „Texas Tech University" in Lubbock tätig.

Er hat zahlreiche medizinische Fachbücher herausgegeben bzw. daran mitgearbeitet und zeichnet für zwei, darunter „The Control of Chronic Pain", selbst als Autor verantwortlich. Außerdem hat Dr. Lipton mehr als 30 wissenschaftliche Abhandlungen veröffentlicht.

Für seine hervorragenden Leistungen als Direktor des „Centre for Pain Relief" während der letzten 25 Jahre erhielt Dr. Lipton 1982 die begehrte „Merseyside Gold Medal".

INHALTSVERZEICHNIS

EINLEITUNG

Schmerz ist bei weitem die häufigste Ursache, die uns veranlaßt, bei unserem Arzt Rat und Hilfe zu suchen. Aber nicht jeder verspürt Schmerz. Es gibt wenige Menschen, die von Geburt an nicht in der Lage sind, diese Empfindung wahrzunehmen. Zunächst könnte man meinen, das sei eine feine Sache, beispielsweise die Schmerzen einer Verletzung oder etwa Zahnschmerzen nicht erleiden zu müssen. Aber stellen Sie sich vor, was passierte, würde es sich etwa um eine Verletzung wie z. B. einen Knochenbruch handeln, und Sie merkten es nicht; oder aus den Zahnschmerzen entwickelte sich unbemerkt ein Abszeß, bis letztlich Ihr Gesicht recht deutlich anschwellen würde.

Die Fähigkeit, Schmerzen zu verspüren, ist ein großartiger Schutzmechanismus für unser Leben. Sie gibt uns die Chance, von Kindheit an zu überleben und später, als Erwachsene, auch unsere eigenen Kinder zu schützen. Aus diesem Grund ist Schmerz normalerweise von großem Nutzen. Er wird erst dann zu einem Nachteil, wenn er — nachdem er uns gleichsam auf eine geschädigte Gesundheit aufmerksam gemacht hat — fortan bestehen bleibt. Nun erfüllt er für uns keinen brauchbaren Zweck mehr. Man nennt diesen nur schwer zu behandelnden Schmerz den chronischen Schmerz, der eines der schwierigsten Symptome darstellt, mit dem sich die Medizin auseinanderzusetzen hat.

Die praktische Medizin begann vermutlich damit, daß ein Mensch zu einem anderen kam und sagte: „Ich hab' Schmerzen, hilf mir." Dennoch konnte bis zu den vierziger Jahren unseres Jahrhunderts gegen viele Krankheiten nichts anderes getan werden, als Kranken ihre Leiden so angenehm wie möglich zu machen. Vor dieser Zeit bestand die medizinische Behandlung meist darin, lediglich die gegen eine Krankheit gerichtete körpereigene Abwehr zu unterstützen. Die Chirurgie existierte zwar bereits, doch stand sie — verglichen mit heute — erst am Anfang. Einen großen Aufschwung erlebte die Medizin während und nach dem Zweiten Weltkrieg, als eine wirkungsvolle Anästhesie eingeführt wurde und man Infektionskrankheiten durch Antibiotika erstmals in den Griff bekam.

Seitdem war die moderne Medizin so erfolgreich in der Erforschung der Ursachen von Krankheiten und körperlichen Gebrechen, daß die Schmerzbekämpfung in den Hintergrund gedrängt und ihr erst in jüngster Zeit wieder wissenschaftliche Beachtung geschenkt wurde. Das hatte nicht nur bedeutet, daß Menschen, die an chronisch schmerzhaften Zuständen, wie etwa Rückenschmerzen, Arthritis oder Kopfschmerzen litten, sich mit ihren Leiden und Beschwerden, so gut sie konnten, abzufinden hatten, sondern daß sogar jene Schmerzen, die nach chirurgischen Eingriffen auftreten, unzureichend behandelt wurden. Glücklicherweise haben sich die Zeiten geändert, und es stehen uns heute neue Methoden und Medikamente zur Verfügung. Und erfreulicherweise setzt sich in der Ärzteschaft die wachsende Erkenntnis durch, daß auf diesem Gebiet der Medizin noch viel zu tun bleibt, und es wurden Spezialkliniken wie etwa das „Pain Relief Centre" in Liverpool — dessen Direktor ich bin — errichtet, um sich mit dem schwierigen Problem des chronischen Schmerzes zu beschäftigen. Jährlich kommen etwa 2500 Patienten in unsere Klinik, und wir haben fast alle Arten von akuten und chronischen Schmerzen zu behandeln. Trotzdem gibt es bei weitem noch nicht genug solcher Kliniken, um sich mit der großen Zahl der von Schmerzen gepeinigten Patienten beschäftigen zu können.

Die Auswirkungen von Schmerz auf den Menschen stellen für die Gesellschaft eine große Belastung dar. Beispielsweise leiden zirka 30% der britischen Bevölkerung jedes Jahr irgendwann an Kopfschmerzen. Die Häufigkeit des Auftretens von Rückenschmerzen ist ebenfalls bemerkenswert: Das „Arthritis and Rheumatism Council" Großbritanniens schätzt, daß deswegen jährlich etwa 20 Millionen Arbeitstage verlorengehen. Schmerz ist verantwortlich für den stark steigenden Verbrauch an schmerzstillenden Medikamenten und für Einkommensverluste aufgrund von Krankenständen. In den USA werden jedes Jahr zirka 2 Milliarden Dollar für schmerzstillende Mittel ausgegeben, während bis vor kurzem weniger als 1 Million Dollar für Forschungen bezüglich der Schmerzlinderung aufgewendet wurde. Etwa die gleichen Verhältnisse bestehen auch in Großbritannien sowie in anderen westlichen Ländern; die dritte Welt ist diesbezüglich sogar noch schlechter dran — mit wenig Aussicht auf Veränderungen in naher Zukunft.

Es gibt eine Menge von Dingen, die Sie tun können, um Ihre eigenen Schmerzen und die anderer zu vermeiden und zu lindern; ich werde später darauf zurückkommen. Zunächst jedenfalls möchte ich beschreiben, was Schmerz eigentlich ist, welche Ursachen er hat und wie er vom Ort seines Entstehens ins Gehirn gelangt, wo wir ihn wahrnehmen.

1. WAS IST SCHMERZ?

Da es so viele verschiedene Arten von Schmerz gibt, fällt es schwer, diesen Begriff exakt zu definieren. Denken Sie nur an Rückenschmerzen, den Schmerz eines Knochenbruches, einer Herzattacke, jenen bei Migräne oder nach einer Verbrennung, und Sie werden begreifen, daß jeder Schmerz seine ganz charakteristischen Eigenschaften besitzt. Schmerz kann in den verschiedensten Formen auftreten: Relativ gleichmäßig, wellenförmig oder in äußerst schmerzhaften Schüben, er kann sich wie ein eisernes Band um Brust oder Kopf legen usw. Jeder Schmerz ist verschieden, aber immer dann, wenn er auftritt, leider nur zu gut spürbar.

Wodurch wird Schmerz verursacht?

Laut der „Association for the Study of Pain" „ist Schmerz ein Warnsignal für unseren Körper, daß ein Teil von ihm geschädigt ist". Es gibt eine Vielzahl von Ursachen, die unsere Körpergewebe entweder direkt schädigen oder so auf unseren Organismus einwirken, daß sich daraus in der Folge Schäden entwickeln können. Das kann ein Schnitt, eine Quetschung oder eine Rißwunde sein; ebenso die Einwirkung von Hitze, Kälte oder Chemikalien. Chemikalien können zum Beispiel in die Haut eindringen und sie zerstören — wie das etwa durch Säuren geschieht —, oder chemische Stoffe können auch vom Organismus selbst erzeugt werden, wie beispielsweise bei Arthritis oder Migräne.

Schmerz-Rezeptoren. Hat unser Körper nun einen Schaden erlitten, so wird der Schmerz von der Haut oder dem entsprechenden Körperteil durch feine elektrische Impulse entlang der Nerven weitergeleitet. Unser Körper besitzt viele spezielle Sinnesorgane, die man Rezeptoren nennt und deren Dichte vor allem in der Haut besonders groß ist, obwohl sie auch sonst im Körper fast überall zu finden sind. Diese Rezeptoren registrieren Veränderungen in unserem Organismus und leiten Informationen darüber ans Gehirn weiter: Zum Beispiel, ob es heiß oder kalt ist oder unsere Haut etwa irgendeinem Druck ausgesetzt ist;

darüber hinaus befördern sie eine Reihe anderer Informationen.

Doch besteht natürlich ein Unterschied zwischen einem schmerzlosen Druck auf unsere Haut und einem, der sie — etwa durch Quetschung — zerstören würde. Im ersten Fall ist es sozusagen eine nützliche Information, im anderen aber eine dringende, die dem Gehirn gleichsam mitteilen soll, jenen Teil der Haut von dieser einwirkenden Kraft, die möglicherweise rasch zu einer Quetschung führen könnte, zu befreien. Zunächst unterscheiden wir zwei grundverschiedene Typen von Rezeptoren, die diese elektrischen Signale ans Gehirn senden: solche, die allgemeine Informationen transportieren, und solche, die Informationen über eingetretene Schäden übermitteln. Ein derartiges Sinnesorgan, das elektrische Impulse aussendet, die eine Schädigung oder Verletzung unseres Körpers anzeigen sollen, bezeichnet man als Schmerzrezeptor oder sogenannten Nocizeptor.

Diese Schmerzrezeptoren unterteilt man nun in sogenannte Mechanorezeptoren (die das Gehirn über mechanische Reize, wie etwa über eine Quetschung oder eine Rißwunde, informieren), sogenannte Thermorezeptoren (die auf Hitze und Kälte ansprechen) sowie unspezifische Rezeptoren (die eine Vielzahl von Empfindungen registrieren); untereinander reagieren sie nun auf die verschiedensten Arten von Schmerz. Darüber hinaus sind noch andere Rezeptor-Typen an der Weiterleitung unserer Schmerzempfindungen beteiligt, so daß unser Körper z. B. zwischen einer durch eine glühende spitze Nadel verursachten Brandwunde und einer, die von einer Zigarette stammt, unterscheiden kann. Lediglich diese verschiedenen Rezeptoren, die in den Transport elektrischer Signale eingeschaltet sind, ermöglichen diese Wahrnehmung.

Obwohl sich die Mehrzahl der Schmerzrezeptoren im Bereich der Haut befindet, sind sie doch über den gesamten Körper verteilt. Die Art des Schmerzes, die Sie jeweils verspüren können, hängt vom Typ der dortigen Rezeptoren und davon ab, welche elektrischen Signale diese aussenden. Denken Sie beispielsweise an unsere inneren Organe: Sie besitzen fast keine solcher Rezeptoren, die Quetschungen, Risse oder Brandwunden registrieren könnten, so daß Quetschungen, Schnitt- oder Brandverletzungen der inneren Organe für uns nicht besonders schmerzhaft sind. Hingegen kann es sehr wohl zu starken Schmerzen kommen, wenn sie durch Gase gedehnt werden (=Blähungen) oder wenn sich etwa die glatte Muskulatur mancher dieser Organe heftig kontrahiert. Aufgrund dieses Mangels an Rezeptoren ist Schmerz, der gleichsam aus der Tiefe unseres Körpers kommt, nicht leicht abzugrenzen — mit anderen Worten —, er läßt sich nur schwer genau lokalisieren. Aber man kann meistens feststellen, ob er etwa in der Körpermitte oder auf der Seite auftritt, genauso, wie man Krämpfe (plötzliche, schmerzhafte Muskelkontraktionen) im Bauchraum — man spricht dann häufig von einer Kolik — verspüren kann.

Unsere Muskeln sprechen auf andere Rezeptoren an, speziell auf solche, die auf körpereigene Abfallstoffe, die laufend in unserem Organismus entstehen, reagieren. Normalerweise werden diese Substanzen mit dem Blutstrom fortgeschwemmt; doch bei Menschen, deren Kreislaufsystem durch Krankheiten in Mitleidenschaft gezogen ist, verbleiben sie häufig in der Muskulatur. Die Rezeptoren nehmen nun diese Stoffe wahr, und das Gehirn registriert Schmerz. Auf gleiche Weise kann etwa auch eine Herzerkrankung entstehen, wenn durch mangelnde Blutversorgung des Herzmuskels diese Abfallprodukte dort zurückbleiben und am Herzmuskel dann Schmerzen verursachen (siehe Angina pectoris, Seite 57).

Chemische Substanzen, die in unserem Körper produziert werden. Unser Körper erzeugt eine Reihe anderer chemischer Verbindungen, die Schmerz verursachen, indem sie durchwegs Schmerzrezeptoren stimulieren. Ein gutes Beispiel sind jene, die die typischen Schmerzen rheumatischer Erkrankungen verursachen, wie etwa Arthritis (Gelenksentzündung). Überall dort, wo Entzündungen bestehen, produziert unser Körper bestimmte chemische Stoffe, die man als Kinine bezeichnet; sie stimulieren dann die Schmerzrezeptoren in diesem Bereich.

Aber eine Entzündung regt auch noch die Bildung anderer Substanzen in den Geweben an: die der sogenannten Prostaglandine. Sie werden in allen Geweben unseres Körpers produziert, beeinflussen vorwiegend Zellen in nächster Umgebung ihres Entstehungsortes und wirken gewöhnlich innerhalb von Sekunden, bevor sie dann abgebaut werden. Es gibt eine Vielzahl verschiedener Prostaglandine, aber nicht alle bzw. nur einige stehen mit der Entstehung von Schmerz in Zusammenhang. Was jene betrifft, die im Falle einer Entzündung freigesetzt werden, so kommt es zu drei Prostaglandin-Wirkungen: Erweiterung der Blutgefäße, wodurch es einerseits zu einer Rötung, andererseits zu einer Abgabe von Blutflüssigkeit ans Gewebe und damit zur Schwellung kommt; und schließlich wird die Empfindlichkeit der Schmerzrezeptoren gesteigert, so daß die von ihnen ausgesendeten Nervenimpulse wesentlich leichter entstehen können und Schmerzen daher stärker werden.

Aber nicht nur das, die Menge der gebildeten Prostaglandine wird wiederum durch die Gegenwart der Kinine gesteigert. Ein solcher Vorgang vollzieht sich in unserem Körper häufig und wird als „positive Rückkopplung" bezeichnet: Ein Stoff bewirkt die Freisetzung eines zweiten, und dieser wirkt dann auf den ersten zurück. Es besteht hier also gleichsam ein Teufelskreis und damit gleichzeitig einer der Gründe, warum die Schmerzen einer Entzündung in der Regel immer schlimmer werden. Glücklicherweise gibt es hier nun Medikamente — sogenannte „Prostaglandin-Antagonisten" —, wie z. B. Aspirin. Sie verhindern die Bildung der Prostaglandine, so daß nach und nach dieser schmerzhafte Prozeß abklingt. Deshalb ist Aspirin auch ein sehr wirkungsvolles entzündungshemmendes Medikament (siehe Kapitel 10).

Ein anderer Prostaglandin-Typ ist bei der Frau für die Kontraktion der Gebärmutter-Muskulatur mitverantwortlich. Das ist zwar während der Geburt sehr wichtig, ein Ungleichgewicht dieses Stoffes kann aber auch die Entstehung von Schmerzen während der Menstruation verursachen. Dieser Perioden-Schmerz — Dysmenorrhoe — wird im Kapitel 8 behandelt.

Wie unser Körper Schmerz „fühlt"

Die Schmerzempfindung wird in unserem Gehirn wahrgenommen. Bevor es aber dazu kommt, müssen die von den Rezeptoren unseres Körpers gebildeten elektrischen Impulse entlang bestimmter Nervenfasern zum

Rückenmark gelangen und von dort zum Gehirn.

Es gibt nun drei verschiedene Arten von Nervenfasern, die Schmerz und andere Empfindungen registrieren: Die große Zahl dünner C-Fasern, die gleichsam ein Netzwerk unter der Haut bilden, leitet nur Schmerzreize, während die nicht so zahlreichen dickeren A-beta($A\beta$)-Fasern die meisten anderen Sinneswahrnehmungen, wie etwa Berührung, Druck und Körperhaltung, transportieren. Auch unter den relativ dünnen A-delta($A\delta$)-Fasern, die den C-Fasern ziemlich ähnlich sind, gibt es welche, die Schmerz weiterleiten. Bemerkenswert ist, daß die C-Fasern — falls sie zerstört werden — die Fähigkeit zur Regeneration besitzen. Wird beispielsweise ein Hautbezirk durch Verbrennung zerstört, so werden dort auch die Nervenfasern zerstört; heilt die Hautverletzung dann ab, so wachsen schließlich C-Fasern aus der umgebenden, unbeschädigten Haut in das vormals verbrannte Gebiet ein und stellen das Netzwerk aus C-Fasern wieder her. Die A-Fasern besitzen diese Fähigkeit nicht, vielmehr nimmt ihre Zahl gewöhnlich mit steigendem Alter ab. Das macht Krankheiten, die zu einer Zerstörung der A-Fasern führen — wie beispielsweise die Gürtelrose —, für den alten Menschen noch schmerzhafter als für einen jüngeren Patienten. Der Grund dafür hängt mit den Beziehungen zwischen A-beta- und C-Fasern zusammen, die auch für die Schmerzdämpfung von Bedeutung sind. Kommt es zu einer Verletzung der Haut, so werden entlang aller Nerven, speziell entlang der C- und A-beta-Fasern, Impulse transportiert. Beim Eintritt ins Rückenmark, wo alle diese Signale zusammenlaufen, hemmen nun offensichtlich diejenigen der A-beta-Fasern — die (wie oben erwähnt) nicht Schmerz, sondern die meisten anderen Sinneswahrnehmungen transportieren — die Weiterleitung von Schmerzreizen entlang der C-Fasern. Man bezeichnet das als „zentrale Schmerzhemmung". Sie ist einer der Mechanismen unseres Körpers, die Schmerzempfindungen verringern. — Verschiedene Methoden der

Die Beeinflussung der schmerzleitenden C-Nervenfasern durch die schnellerleitenden A-beta-Fasern führt zu einer Abschwächung der im Gehirn registrierten Schmerzempfindung.

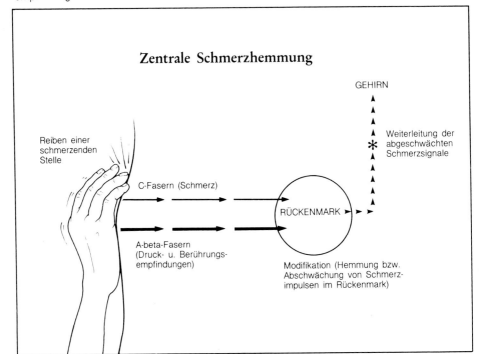

Zentrale Schmerzhemmung

Schmerzlinderung beruhen darauf; ich werde sie in den Kapiteln 11 und 12 beschreiben.

Erster und zweiter Schmerz. Die Existenz dieser verschiedenen Typen von Nervenfasern ist für die unterschiedlichen Schmerzarten, die wir empfinden können, verantwortlich. Wenn Sie zum Beispiel mit Ihrem Fuß auf eine Nadel treten, werden Sie fast im gleichen Augenblick einen scharfen, gut abzugrenzenden Schmerz verspüren. Dann, nach kurzer Zeit, folgt gewöhnlich ein bohrender, dumpfer Schmerz, der über den ursprünglich verletzten Bereich hinaus ausstrahlt. Weiters verschwindet er im Gegensatz zum scharfen ersten Schmerz nicht rasch, sondern klingt erst nach und nach ab. — Diese beiden Schmerzarten werden als „erster" bzw. „zweiter Schmerz" bezeichnet und sind das Ergebnis des Wirkens der verschiedenen Nervenfaser-Typen. (Es ist allerdings durchaus nicht als krankhaft zu werten, wenn manche Menschen den zweiten Schmerz nicht immer verspüren.)

Wenn ein Teil unseres Körpers verletzt wird — wie etwa durch den Nadelstich —, so werden alle Nervenendigungen in dem betroffenen Gebiet aktiviert und senden Signale an unser Gehirn aus. Die A-Fasern reagieren sehr rasch — praktisch im nächsten Augenblick — und leiten den ersten Schmerz (in diesem Fall den scharfen Stich der Nadel) ans Gehirn weiter, wodurch er dort wahrgenommen werden kann. Kurz darauf transportieren auch die C-Fasern ihre Nachricht — den zweiten, dumpfen Schmerz — dorthin. Die Tabelle (siehe unten) zeigt die Geschwindigkeiten, mit denen Informationen entlang der verschiedenen Nervenfasern übermittelt werden. Zwischen diesen bestehen untereinander Wechselwirkungen, und, wie wir schon gesehen haben, die A-Fasern können unsere Schmerzen z. B. dadurch lindern, indem sie die C-Fasern teilweise blockieren.

Was einem meiner Patienten passiert ist, veranschaulicht deutlich die Art und Weise, wie erster und zweiter Schmerz auftreten: Es war Winter, Schnee und Eis lagen auf den Straßen, als Bert, mein Patient, den Weg zu

seinem Wagen säubern wollte. Er war nicht vorsichtig genug, rutschte aus und fiel hin. Um den Sturz abzufangen, streckte er instinktiv einen Arm aus und brach sich, als plötzlich sein volles Gewicht darauf lastete, das Handgelenk. Dieser typische Bruch des Handgelenkes ist weit verbreitet, und man bezeichnet ihn nach dem Chirurgen, der ihn im 19. Jahrhundert erstmals beschrieb, als „Colles-Fraktur".

Während der letzten Glatteisperiode behandelten wir an meiner Klinik nicht weniger als 27 Patienten mit Colles-Frakturen. Sie alle hatten — genauso wie Bert — im Augenblick der Verletzung sowie auch unmittelbar darauf die gleichen Schmerzempfindungen: Zunächst verspürten sie einen scharfen Schmerz, als das Gelenk brach. Manche der Patienten waren in der Lage, den genauen Vorgang — gleichsam wie in Zeitlupe — zu beschreiben: Sie fühlten den wachsenden Druck auf ihren Handgelenken, als ihre Hände und Arme plötzlich das gesamte Gewicht des Körpers zu tragen hatten. Schließlich gipfelte diese Empfindung in einem ungeheuren Schmerz im Moment des Bruches. Dieser erste Schmerz hielt etwa eine Minute an, danach setzte der zweite ein. Er war viel dumpfer und strahlte, von der Bruchstelle ausgehend, sowohl in den Unterarm als auch in die Hand aus. Über einen Zeitraum von 15 Minuten und mehr wurde er dann zunehmend stärker, bis er schließlich auf gleichbleibendem Niveau verblieb. Bei Bewegung des gebrochenen Gelenks wurde ein scharfer, stechender Schmerz verspürt. Dieser entspricht wieder dem ersten Schmerz, verursacht durch das Bewegen der gebrochenen Hand. — Die meisten unserer Schmerzempfindungen laufen nach diesem Muster ab.

Die Reflexe. Neben den A-Fasern, deren Aufgabe darin besteht, Schmerz — und damit einen möglichen oder tatsächlichen Schaden für unseren Organismus — rasch zu erkennen, gibt es noch einen anderen Mechanismus, der uns gestattet, schnellstmöglich zu reagieren, um gegebenenfalls jeden Teil unseres Körpers vor schädigenden Einflüssen zu

- **A-beta-Fasern (Aβ):**   90—100 m/sec = 290—320 km/h
- **A-delta-Fasern (Aδ):**   20 m/sec = 64 km/h
- **C-Fasern:**   1 m/sec = 3,6 km/h

11

bewahren. Es handelt sich dabei um unsere Reflexe. Ein Reflex besteht im wesentlichen aus drei Komponenten: dem Rezeptor, der gleichsam die Warnsignale empfängt, den Nervenbahnen zum und vom Rückenmark weg sowie dem Effektor, jenem Teil des Körpers, der letztlich auf diese Warnung anspricht. Gemeinsam bilden sie den sogenannten „Reflexbogen".

Unsere Reflexe laufen deshalb so rasch ab, weil die vom Rezeptor vermittelten elektrischen Impulse nur über eine sehr kurze Nervenstrecke — und zwar bis zum Rückenmark — transportiert werden. Aus diesem Grund wird uns dieser Vorgang auch gar nicht bewußt. Ein gutes Beispiel für eine Reflexhandlung ist, wenn wir etwa eine heiße Pfanne angreifen und sofort wieder loslassen, noch bevor wir bewußt wahrnehmen, daß sie heiß ist. Mit anderen Worten: Ein Schmerz-Erlebnis kommt uns eigentlich erst zu Bewußtsein, wenn es bereits schon wieder vorbei ist. Ein derartiger Reflex besteht aus einem von den verbrannten Fingern ausgehenden Signal darüber, daß gerade „etwas Unangenehmes" oder „Gefährliches" geschieht. Dieses Signal erreicht nun über einen Nerv das Rückenmark, das daraufhin unverzüglich Informationen an entsprechende Arm-Muskeln aussendet, die dafür sorgen, daß wir unsere Hand von der Gefahrenquelle zurückziehen. Während dieses Vorganges sind andere langsamere Signale zum Gehirn unterwegs. Erst wenn sie dort eintreffen, begreifen wir, was passiert ist, und verspüren erst jetzt den Schmerz.

Wie lange hält ein Schmerz an? Normalerweise läßt ein Schmerz — nachdem man die Schmerzursache beseitigt hat — früher oder später nach. Im Falle einer Verbrennung (und vieler anderer Verletzungen) wird der Schmerz nur dann völlig verschwinden, wenn der Heilungsprozeß bereits weit fortgeschritten ist. Die Schmerzdauer hängt gewöhnlich von der auslösenden Ursache und deren Einfluß auf unseren Körper ab.

Um bei dem vorigen Beispiel zu bleiben: Eine leichte Verbrennung — etwa an der Fingerspitze — wird sicher nicht so starke und langanhaltende Schmerzen verursachen wie eine, die sich über die ganze Hand erstreckt.

Folglich muß man damit rechnen, daß die Heilung dieser schwereren Verbrennung länger dauert und man mehr darunter zu leiden hat als im Falle des verbrannten Fingers.

Fortgeleiteter Schmerz. Außer daß es verschiedene Arten von Schmerz gibt, ist es auch möglich, daß wir Schmerz an einer völlig anderen Stelle unseres Körpers wahrnehmen, als es seinem eigentlichen Entstehungsort entspricht. Man nennt das den „fortgeleiteten Schmerz". Er kommt durch die Art, wie unser Zentralnervensystem aufgebaut ist und wie die Nerven im Organismus verteilt sind, zustande.

Häufig kommt es zu einer Verletzung an der Innenseite des Ellbogens — dem „Musikantenbein" — entweder durch einen Schlag, einen Stoß oder dadurch, daß man sich zu fest darauf stützt. Immer verspürt man den Schmerz daraufhin im kleinen Finger, nie im Ellbogen selbst. — Das liegt daran, daß das Gehirn, das die Impulse von Schmerzrezeptoren im Ellbogenbereich aufnimmt, diese besondere Stelle des Nervs am Ellbogen nicht als solche erkennt, sondern nur, daß diesem Nerv in irgendeiner Form Schaden zugefügt worden ist. In diesem Fall deutet das Gehirn den Schmerz immer als einen, der vom kleinen Finger ausgeht.

Die Ursache, warum manche Schmerzen in andere Körperteile ausstrahlen, kann auf unsere Entwicklung im Mutterleib zurückgeführt werden: Viele Organe wandern erst im Laufe der Zeit an ihren angestammten Platz, nachdem sie vorerst woanders angelegt worden sind und auch ihr Wachstum dort bereits begonnen hat. Zum Beispiel beginnt die Entwicklung des Zwerchfells — gleichsam die muskuläre Trennwand zwischen dem Bauchraum einerseits sowie Herz und Lungen andererseits — im Bereich der späteren Schulterregion. In der Folge wandert es nach unten an seinen Platz und nimmt dabei seine nervöse Versorgung in den Bauchraum mit. Deshalb kommt es später bei Verletzungen des Zwerchfells zu Schmerzen in der Schulter. Da das sogenannte Brustfell — feine Häute, die unter anderem dem Lungen überziehen und dem Herzbeutel anliegen — auch die obere Zwerchfellfläche auskleidet, führen beispielsweise Schmerzen, die von einer Lungenfellentzündung oder einem Blutgerinnsel innerhalb der Herzkranzgefäße (Koronar-Thrombose, Herzinfarkt) stammen, häufig zu Schmerzen im Schulterbereich.

So wie der fortgeleitete Schmerz durch die Art des Aufbaus unseres Nervensystems entstehen kann, ist er auch das Ergebnis einer bestimmten Verteilung der Nerven über unseren ganzen Körper. Schmerzen, die beispielsweise durch eine verschobene Bandscheibe verursacht werden, können sich mitunter über ein ganzes Bein oder einen Arm ausbreiten. Dann nämlich, wenn sich diese verrutschte Zwischenwirbelscheibe gerade in jener Höhe befindet, in der die entsprechenden Arm- bzw. Beinnerven aus dem Rückenmark austreten und die Bandscheibe unter Umständen auf diese Nerven drückt. Ebenso nimmt man bei Muskelverletzungen innerhalb einer Entfernung von ca. 5 bis 7,5 Zentimeter von der

Wirbelsäule den Schmerz nahe der Wirbelsäulenmitte wahr, während er im Falle von Muskeln, die nur wenig mehr davon entfernt sind, gegen die Körperseite hin ausstrahlt.

Vieles mehr als seine körperlichen Ursachen trägt noch zu unserem Schmerzerlebnis bei. Psychologische Faktoren, wie unsere Stimmung oder unsere Persönlichkeit, beeinflussen ebenfalls in hohem Maße die Art und Weise, wie wir Schmerz empfinden. — Damit will ich mich im nächsten Kapitel beschäftigen.

Ein Schlag auf einen sensiblen Nerv führt zu einem Kribbeln und dem Ausstrahlen des Schmerzes zu jener Stelle, von der der Nerv kommt — in diesem Fall vom kleinen Finger.

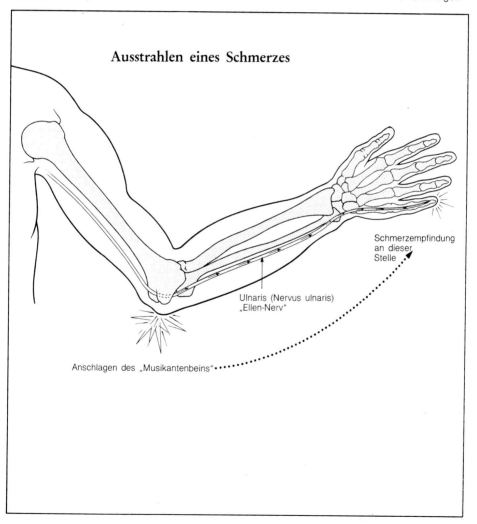

Ausstrahlen eines Schmerzes

Schmerzempfindung an dieser Stelle

Ulnaris (Nervus ulnaris) „Ellen-Nerv"

Anschlagen des „Musikantenbeins"

2. SCHMERZ UND PERSÖNLICHKEIT

Schmerz-Toleranz und Schmerz-Schwellen

Jeder von uns erlebt Schmerz auf seine Weise. Da unsere fünf Sinne individuell unterschiedlich gut ausgeprägt sind, bemerken manche Menschen Schmerzen früher als andere.— So wie beispielsweise manche von uns besonders scharfe Augen haben und daher Gegenstände aus oft erstaunlichen Entfernungen noch klar erkennen können, während die Mehrzahl von uns dazu nicht in der Lage ist, so gibt es auch Menschen, die Schmerz viel leichter und eher verspüren als andere.

Man nennt das „Schmerz-Toleranz". Sie ist auch der Grund, warum manche Menschen mehr Schmerzen ertragen können als andere. Diese Schmerztoleranz kann unser Verhalten beeinflussen, wie das folgende Beispiel zeigt: Beim Zusammenstoß zweier Autos auf nasser Straße werden beide Fahrer nur unerheblich verletzt; während der eine — und hier spielt nun auch die psychische Belastbarkeit eine Rolle — den Weg zur Arbeit fortsetzt, ruft der andere ein Taxi und läßt sich, weil er starke Schmerzen hat, zum Arzt bringen. Er übertreibt seine Schmerzen durchaus nicht — er spürt sie tatsächlich —, nur besitzt er unglücklicherweise eine geringere Schmerz-Toleranz als der erste Lenker.

Diese von Mensch zu Mensch unterschiedliche Schmerz-Toleranz läßt sich nun aber in keiner Weise beeinflussen. — Allerdings handelt es sich bei dem geschilderten Fall um ein Extrembeispiel, weil nur relativ wenige Menschen absolut schmerzunempfindlich sind, genauso wie nur wenige einem Schmerz gleichsam völlig hilflos ausgeliefert sind. Im allgemeinen sind die Schmerzwahrnehmungen der meisten von uns recht ähnlich, und auch das Ausmaß, in dem wir Schmerzen ertragen können, ist annähernd gleich.

Anders verhält es sich mit der sogenannten „Schmerz-Schwelle". Es ist dies jener Punkt, an dem wir einen Schmerz erstmals als solchen empfinden. Sie ist nun für jeden von uns praktisch gleich. Wenn Sie zum Beispiel die Spitze eines Bleistiftes nach und nach immer fester in Ihre Haut drücken, so werden Sie etwa zum gleichen Zeitpunkt wie wir alle ein erstes „unangenehmes Gefühl" (entspricht der Schmerz-Schwelle!) verspüren. Um diesen Versuch fortzusetzen, erhöhen Sie weiterhin ständig den Druck mit der Bleistiftspitze. Das Stadium, in dem man aufgrund des zunehmenden Schmerzes den Bleistift schließlich wegnehmen will, wird jetzt aber beim einen früher, beim anderen später eintreten — und zwar dann, wenn er die Grenze seiner persönlichen Schmerz-Toleranz erreicht hat.

Während also die Schmerz-Schwellen gewöhnlich bei den meisten Rassen identisch sind, können sich die Grenzen der Schmerz-Toleranz erheblich voneinander unterscheiden. Daß in manchen Kulturen mitunter unvorstellbare Schmerzen ertragen werden, ist weithin bekannt: So rammen sich beispielsweise nordamerikanische Indianer während heiliger Rituale kleine Speere in die Brust, oder es ziehen Medizinmänner in Ostafrika ihren Patienten ohne jede örtliche Betäubung Teile der Kopfhaut ab, um den Schädel darunter untersuchen zu können. Doch gibt es zweifellos weniger spektakuläre Beispiele — etwa Lebensphilosophie bzw. Lebensumstände in manchen Mittelmeerländern, die, wenn auch in geringerem Ausmaß, die Fähigkeit der Menschen, Schmerz zu tolerieren, beeinflussen. Die Ursache dafür sind anerzogene Verhaltensweisen und soziale Lernprozesse, denen man sich von frühester Kindheit an unterwirft.

Nachhaltigen Einfluß darauf, wie wir (später) auf Schmerz reagieren, hat auch das Verhalten der Umgebung in unseren ersten Lebensjahren. Kinder, deren Eltern auf jede kleinste Verletzung ihres Sprößlings mit übertriebener Fürsorge reagieren, lernen nach und nach — durch wiederholte derartige Erlebnisse —, daß ein noch so geringer Schmerz stets gleichbedeutend ist mit Liebe und Zuwendung. Als Erwachsene neigen sie dann gewöhnlich dazu, ihren Mitmenschen jedes ihrer Leiden und selbst die banalsten Beschwerden in allen Einzelheiten zu schildern. Nicht etwa, daß ihre Schmerz-Toleranz-Grenze niedriger ist als die von jemandem, der gelernt hat, „die Zähne zusammenzubeißen", sondern ihnen wurde lediglich von Geburt an beigebracht, anders auf Schmerz zu reagieren.

Wie Schmerz unterdrückt werden kann

Den gleichen Schmerz, der uns das eine Mal schwer zu schaffen macht, nehmen wir bei anderer Gelegenheit überhaupt nicht wahr. Im vorigen Kapitel habe ich bereits einen Weg erwähnt, der es unserem Organismus ermöglicht, Schmerz zu hemmen bzw. abzuschwächen — und zwar dadurch, daß die über die dünnen C-Nervenfasern transportierten Schmerzreize durch die stärkeren A-beta-Fasern zumindest teilweise blockiert werden. — Es ist dies nur ein Beispiel eines Regulationsmechanismus innerhalb unseres Nervensystems. Es gibt viele Möglichkeiten, die verschiedensten Impulse, die von unseren Nerven weitergeleitet werden, zu regulieren bzw. aufeinander abzustimmen. Auf diese Weise gelangen lebenswichtige Impulse ungehindert zum Gehirn, während andere — unbrauchbare bzw. unwesentliche — ausgeschaltet werden. Oft ist daran auch unsere Psyche beteiligt.

Jemand, der sich etwa aus einer brennenden Wohnung retten kann, wird erst nachher die von seinen Brandwunden verursachten Schmerzen wahrnehmen. Denn zunächst ging es einzig und allein darum, mit dem Leben davonzukommen. Jegliche Schmerzempfindung wurde währenddessen vollkommen unterdrückt. — Häufig kommt es zu einer derartigen Schmerzunterdrückung auch dann, wenn man einer Tätigkeit seine ganze Aufmerksamkeit widmet. In einem solchen Fall dringen Schmerzen meist erst in dem Moment in unser Bewußtsein, in dem unsere Konzentration nachläßt. Nehmen Sie zum Beispiel einen Fußball-Torhüter, der sich in einem wichtigen Spiel einen Finger bricht. Er registriert die Schmerzen erst viel später, wenn sie bereits so arg sind, daß er nicht einmal mehr einen Bleistift halten kann — geschweige denn einen Ball! Ein anderes, ernsteres Beispiel hat man erstmals während des Zweiten Welt-

kriegs beobachtet: Schwerverletzte Soldaten verspürten Schmerzen oft erst dann, als sie aus der Gefahrenzone gebracht worden waren. Einige nahmen nicht einmal die Schmerzen einer Amputation wahr! Der genaue Grund dafür ist unklar, doch dürfte ihre „volle Konzentration" — alle Aufmerksamkeit galt dem Überleben — jeglichen Schmerz gebannt haben.

Ein weiterer Regulationsmechanismus, der unsere Sinneswahrnehmungen automatisch kontrolliert und koordiniert, hängt mit dem Aufbau unseres Nervensystems zusammen: Wir empfangen fortwährend eine ungeheure Zahl von Informationen, die von unserer Haut, unserer Muskulatur, den Augen, Ohren usw. an unser Zentralnervensystem — Gehirn und Rückenmark — weitergeleitet werden. Könnten alle diese Reize ungehindert in unser Bewußtsein eindringen, so würden wir von der Flut an Informationen überwältigt werden. Sehr viele sind noch dazu unwesentlich, so daß es keinen Grund gibt, warum sie uns bewußtgemacht werden sollten. Tatsächlich erreichen die meisten die Schwelle unseres Bewußtseins auch nicht. Denn es ist beispielsweise nicht notwendig, daß uns bewußt wird, daß bei Aufregung unser Blutdruck ansteigt. Er wird unwillkürlich reguliert, ohne daß wir es im gleichen Augenblick wahrnehmen. Obwohl wir uns normalerweise nicht um unsere Hauttemperatur kümmern, werden wir sehr wohl bemerken, wenn wir in kalter Zugluft sitzen. Denn das Gehirn erkennt, daß das für unseren Körper eine Gefährdung bedeuten könnte. Deshalb können in diesem Fall die von der abgekühlten Haut ausgesandten Warnsignale ungehindert in unser Bewußtsein aufsteigen. Als Reaktion darauf tun wir etwas dagegen — wir bewegen uns.

Dieser Regulationsmechanismus läuft ununterbrochen ab — mit dem Ergebnis, daß von all den Reizen, die unser Zentralnervensystem erreichen, nur die wenigsten bis in unser Bewußtsein gelangen. Welche das sind, hängt davon ab, was wir gerade tun, wie sehr wir uns darauf konzentrieren und wie wichtig eine Information für uns ist.

Wenn Sie nun beispielsweise an starken chronischen Schmerzen leiden, können Sie lernen, sich diese Beeinflußbarkeit der Regulationsvorgänge zunutze zu machen. Indem Sie sich in Ihre Arbeit, in ein spannendes Spiel, ein Buch oder einen Film vertiefen, können

Sie Ihre Aufmerksamkeit sozusagen von einer bewußten Schmerzwahrnehmung ablenken. Eine bekannte Schauspielerin, die an chronischer Arthritis (Gelenksentzündung) litt, ging derart in ihren Rollen auf, daß ihre Schmerzen — während sie auf der Bühne stand — wie weggeblasen waren. Zahnärzte machten die interessante Entdeckung, daß Patienten, denen man während der Behandlung ihre Lieblingsmusik vorspielte, Schmerzen wesentlich leichter ertrugen.

Schmerzmessung

Obwohl es sich bei Schmerz grundsätzlich um eine subjektive Empfindung handelt, läßt er sich — mit einigen Schwierigkeiten und innerhalb von Grenzen — messen. Am einfachsten ist die Anwendung der sogenannten „VAS-Methode" (Visual Analogue Scale, siehe Abbildung, die wir am „Pain Relief Centre" in Liverpool häufig benützen. Dabei gibt man dem Patienten ein Stück Papier, auf dem eine waagrechte Linie abgebildet ist. Nun bittet man ihn sich vorzustellen, daß diese Linie seinen Schmerzen entspricht. Ihr eines Ende bedeutet „völlige Schmerzfreiheit", das andere „die ärgsten Schmerzen, die man sich vorstellen kann". Mit anderen Worten ist sie also gleichsam ein persönliches „Schmerzthermometer". Der Patient wird nun aufgefordert, die „VAS-Linie" — die üblicherweise mit 10 Zentimeter standardisiert ist — an dem Punkt zu markieren, von dem er glaubt, daß er seinen momentanen Schmerzen entspricht. Der Abstand zwischen dem Punkt „völlige Schmerzfreiheit" und dem markierten Punkt wird sodann gemessen. Durch Vergleich der Meßergebnisse wiederholter Untersuchungen über einen längeren Zeitraum ergibt sich eine einfache Methode, Änderungen der Schmerzen (Besserung wie auch eine Verschlechterung) festzustellen. Ihr einziges Problem liegt darin — und das gilt für fast alle Verfahren der Schmerzmessung —, daß sie lediglich hinsichtlich der Schmerzen des einzelnen Patienten zuverlässige Vergleichswerte liefert. Ein Vergleich der Schmerzen mehrerer Personen ist jedoch nicht möglich. Der Grund ist — wie bereits erwähnt — die von Mensch zu Mensch verschiedene Schmerzwahrnehmung. Die „VAS-Methode" ist aber immer dann eine wertvolle Hilfe, wenn wir den Verlauf unserer eigenen Schmerzen festhalten wollen. Mitunter wird sie vom Arzt auch dazu verwendet, festzustellen, ob die Anwendung einer

neuen Therapie bzw. eines neuen Medikamentes erfolgreich ist.

Eine andere Möglichkeit, den Verlauf unserer Schmerzen festzuhalten, besteht darin, sich täglich zur gleichen Zeit eine Notiz darüber zu machen, ob sie uns gegenüber dem Vortag unverändert, stärker oder schwächer erscheinen. Oder man kann seine Schmerzen — in Abwandlung der „VAS-Linie" — mittels einer Zahlenskala, etwa von 1 bis 10, bewerten. Oft verwenden Patienten, die an einer der bereits erwähnten Spezialkliniken behandelt werden, solche Methoden. Die auf diese Weise ermittelten Informationen über Verlauf, Intensität oder Dauer der Schmerzen erleichtern dem Arzt sodann die Wahl einer geeigneten Therapie.

Der „McGill-Schmerz-Fragebogen"

Es ist möglich, eine genauere Vorstellung vom Gesamtbild verschiedener Schmerzen zu bekommen und sie auf diese Weise miteinander zu vergleichen. Manchmal versuche ich, die Art und die Intensität eines Schmerzes herauszufinden, und gebe meinen Patienten zu diesem Zweck eine Liste mit Wortgruppen. Jede dieser Gruppen entspricht einem bestimmten Schmerz-Typ. Nun werden sie aufgefordert, aus jeder Gruppe das Wort herauszufinden, das ihre Schmerzen am besten beschreibt. Dieses System bezeichnet man als den „McGill-Schmerz-Fragebogen", der von Ronald Melzack, einem Psychologieprofessor an der McGill-Universität in Kanada, entwickelt worden ist.

Er beinhaltet 20 Wortgruppen, wobei der Patient jene Gruppe(n), in der (denen) keines der Wörter zu seinem Schmerz paßt, wegläßt. Die Wörter innerhalb einer Gruppe bezeichnen jeweils eine zunehmende Schmerz-Intensität, weshalb man ihnen — von oben nach unten — steigende Zahlenwerte zuordnet (das erste Wort jeder Gruppe erhält die Zahl 1, das zweite die Zahl 2 usw.). Am Schluß werden dann die den gewählten Wörtern entsprechenden Zahlen zusammengezählt. Man erhält so ein Gesamtbild der Schmerzen eines Patienten, die man in dieser Form bis zu einem gewissen Grad mit jenen anderer Personen vergleichen kann.

Dieser Fragebogen ist nun in verschiedene Abschnitte gegliedert, weil — wie bereits erwähnt — jeder von uns auf Schmerz unterschiedlich reagiert. Der eine bleibt ziemlich gelassen, während ein anderer sofort in Panik

16

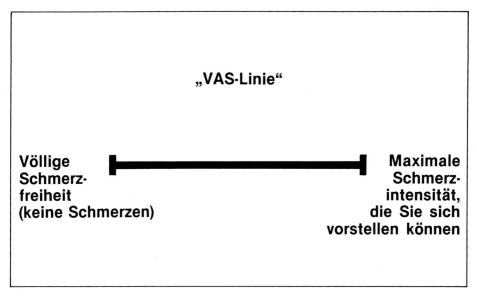

„VAS-Linie"

Völlige
Schmerz-
freiheit
(keine Schmerzen)

Maximale
Schmerz-
intensität,
die Sie sich
vorstellen können

Die Verwendung der „VAS-(Visual Analogue Scale)Linie" ist die einfachste Möglichkeit, Schmerz zu messen. Markieren Sie die Linie an der Stelle, von der Sie glauben, daß sie der Intensität Ihrer Schmerzen entspricht.

gerät. Die Wörter der Gruppen 1 bis 10 beziehen sich darauf, wie der Patient seine Schmerzen im Augenblick empfindet, die der Gruppen 11 bis 16 umfassen deren Auswirkungen auf sein physisches und psychisches Wohlbefinden, und die der letzten vier Gruppen beinhalten schließlich die verschiedensten Begriffe, die sich in den Gruppen 1 bis 16 nirgends einordnen lassen.

Alle diese Wörter wurden nach Angaben von Schmerz-Patienten, die ihre (Schmerz-Empfindungen beschrieben, sorgfältig ausgewählt. Dabei wurde festgestellt, daß die Patienten immer wieder die gleichen Begriffe verwendeten, auch dann, wenn sie aus verschiedenen Ländern kamen. Und wenn man sie bat, diese Wörter nach Art der Beschwerden bzw. deren Intensität zu ordnen, kamen sie meist zu einer ähnlichen Reihenfolge.

Am Ende des McGill-Fragebogens finden Sie noch einen weiteren Abschnitt, der — nach einer einfachen Skala von 0 bis 5 — die momentanen Schmerzen des Patienten erfassen soll. Er entspricht damit im wesentlichen den vorhin beschriebenen Methoden der Selbsteinschätzung von Schmerzen durch den Patienten.

Da der McGill-Fragebogen sowohl ein Maß für die Gesamtintensität verschiedener Arten von Schmerzen darstellt als auch Informationen darüber liefert, wie sie subjektiv empfunden werden, ist es möglich, einen relativen Vergleich hinsichtlich der Heftigkeit der unterschiedlichsten Schmerz-Typen anzustellen. Die Abbildung auf Seite 19 zeigt die Untersuchungsergebnisse von Prof. Melzack u. a. aus dem Jahre 1981: Daraus geht hervor, daß der Wehenschmerz — und zwar jener bei Erstgebärenden, gefolgt von dem bei Frauen, die zumindest bereits einmal geboren hatten — von den Befragten als heftigster Schmerz angegeben wurde.

Ich werde in späteren Kapiteln die verschiedensten Zustände — einschließlich der Geburt — beschreiben, die Schmerzen verursachen können. Es erscheint mir jedoch wichtig, hier darauf hinzuweisen, daß der Wehenschmerz, auch wenn er an vorderster Stelle rangiert, im allgemeinen sicher leichter bewältigt werden kann als ein z. B. durch ein Krebsleiden verursachter Schmerz. Denn die werdende Mutter weiß genau, daß sie den Wehenschmerz nur für eine absehbare Zeitspanne ertragen muß, er ganz einfach zu jedem Geburtsvorgang dazugehört, aber es sich dabei keineswegs um einen etwa durch eine langwierige, lebensbedrohende Krankheit verursachten Schmerz handelt.

17

McGill-Schmerz-Fragebogen

1
flackernd
bebend
pulsierend
klopfend
pochend
hämmernd

2
pulsierend
zuckend
stechend

3
stechend
bohrend
durchbohrend

4
heftig
schneidend
quälend

5
kneifend
drückend
nagend
krampfartig
überwältigend

6
ziehend
zerrend
reißend

7
heiß
brennend
brühend
glühend

8
prickelnd
juckend
scharf
schneidend

9
dumpf
wund
Schmerzen, weh tun, schmerzhaft
heftig

10
schmerzhaft, empfindlich
„spannend"
schabend
rasend

11
ermüdend
anstrengend

12
widerlich
„fast umkommen vor ..."

13
furchtbar
entsetzlich
fürchterlich

14
strapaziös
zermürbend
schrecklich
„bösartig", schwer
vernichtend

15
sich elend, erbärmlich fühlen
ganz in Anspruch genommen werden

16
lästig
beschwerlich, unangenehm
elend, jämmerlich
stark, heftig
unerträglich

17
sich ausbreitend
ausstrahlend
durchdringend
schneidend, stechend

18
beengend
stumpf
ziehend
drückend
rasend

19
kühl
kalt
eisig

20
quälend
widerlich
qualvoll
furchtbar
marternd

PPI
0 keine Schmerzen
1 leichte Schmerzen
2 diffuse Schmerzen
3 qualvolle Schmerzen
4 entsetzliche Schmerzen
5 unerträgliche Schmerzen
konstant, anhaltend
zeitweise, periodisch auftretend*)
kurzzeitig

*) entspricht dem „RHYTHMIC" (regelmäßig, wiederkehrend) in den Abbildungen auf den Seiten 25, 37, 75 und 81!

Mit diesem „Schmerz-Fragebogen" läßt sich bis zu einem gewissen Grad die Schmerzwahrnehmung mehrerer Personen miteinander vergleichen. Jedem der schmerzbeschreibenden Wörter entspricht eine Zahl, die innerhalb einer Gruppe von oben nach unten zunimmt. Die errechnete Endsumme bezeichnet man als den „Schmerz-Reihungs-Index" des Patienten, der gleichsam einer „Gesamtintensität" der Schmerzen des Betroffenen entspricht. Die Wortgruppe „momentane Schmerzintensität" (PPI), am Ende der Tabelle, soll über das Schmerzausmaß zum Zeitpunkt des Ausfüllens des Fragebogens Aufschluß geben.

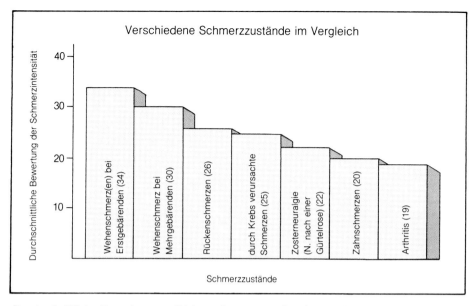

Verschiedene Schmerzzustände im Vergleich

Durchschnittliche Bewertung der Schmerzintensität

40 — 30 — 20 — 10 —

- Wehenschmerz(en) bei Erstgebärenden (34)
- Wehenschmerz bei Mehrgebärenden (30)
- Rückenschmerzen (26)
- durch Krebs verursachte Schmerzen (25)
- Zosterneuralgie (N. nach einer Gürtelrose) (22)
- Zahnschmerzen (20)
- Arthritis (19)

Schmerzzustände

Durchschnittliche Bewertung von Wehenschmerzen und anderen schmerzhaften Zuständen mittels des „Schmerz-Reihungs-Index" (PRI); nach Prof. Melzack u. a. unter Verwendung des „McGill-Schmerz-Fragebogens".

Wie Schmerzen durch unsere Stimmung beeinflußt werden

Depression: Sie alle kennen zweifellos jene Tage, an denen wir uns nicht wohl fühlen und uns die Bewältigung des Alltags plötzlich nahezu unmöglich erscheint. Und genauso empfinden Sie — wenn Sie nicht ganz „auf der Höhe" sind — auch Schmerzen wesentlich stärker als sonst. Wenn Sie sich selbst beobachten, werden Sie tatsächlich feststellen, daß an Tagen, an denen Sie deprimiert sind, Ihre schlechte Stimmung scheinbar zu einer Zunahme bestehender Schmerzen führt. Mitunter kann es aber sogar vorkommen, daß wir während einer leichten depressiven Verstimmung auf einmal Schmerzen bekommen, die wir vorher nicht gehabt haben!

Wie wir gesehen haben, ist es sehr schwer, die Intensität eines Schmerzes objektiv zu beurteilen, weil wir dabei versuchen, subjektive Erlebnisse bzw. Erfahrungen zu messen. Noch schwieriger wird das bei Patienten, deren Schmerzen nicht auf körperliche Ursachen zurückzuführen sind, sondern ausschließlich psychisch bedingt sind. Dazu gehören z. B. Menschen, die an einer Neurose oder einer Geisteskrankheit (Psychose) leiden.

Auch ihre Schmerzen existieren tatsächlich — sind also keinesfalls nur eingebildete Beschwerden — und zeigen meist die gleichen Symptome wie jene, die auf ein körperliches Gebrechen zurückgehen.

Es ist eine bekannte Tatsache, daß Personen, die an chronischen Krankheiten leiden, zu Depressionen neigen. Aber auch der umgekehrte Weg ist möglich, indem Depressionen durchaus zu körperlichen Beschwerden führen können. Es gibt nun bestimmte Medikamente, wie z. B. die sogenannten „Antidepressiva", die vorwiegend eine stimmunghebende Wirkung besitzen und die aufgrund des — wenn auch noch nicht restlos geklärten — Zusammenhangs zwischen Depression und Schmerz durch ihre antidepressive Wirkung auch derartige, eventuell auftretende Beschwerden günstig beeinflussen können (siehe Kapitel 10). Andererseits können wiederum schmerzstillende Medikamente unter Umständen zu einer Verstärkung von Depressionen führen. Der Grund liegt möglicherweise darin, daß sich die für chronischen Schmerz und für Depressionen verantwortlichen Bahnen — sie sind im sogenannten Hirnstamm, der Verbindung zwischen höheren Zentren des Gehirns und dem Rückenmark, lokalisiert — teilweise überschneiden und daher auf die gleichen Medikamente reagieren.

Angstzustände: Auch sie gehören zu jenen „Stimmungen", die unsere Schmerz-Wahrnehmung beeinflussen können. So wie im Falle einer Depression können in einem derartigen Zustand — charakterisiert durch ein übersteigertes Gefühl von Unbehagen, Unruhe und Unsicherheit — ebenfalls Schmerzen auftreten, die keinerlei körperliche Ursachen haben. Es überrascht nicht, daß gerade hier leicht ein Teufelskreis entstehen kann. Ausgangssituation ist ein ängstlicher Patient, der nicht weiß, woher seine Beschwerden kommen. Er geht zum Arzt, der ihm unter Umständen nur eine oberflächliche, symptomatische Behandlung verordnet anstelle einer, die die eigentliche Ursache der Schmerzen — also die Angst — beseitigt. Da diese Therapie natürlich wirkungslos ist, wird der Patient, der sich nun zunehmend Sorgen macht, noch mehr verunsichert und beunruhigt, d. h., seine Angstgefühle werden weiter gefördert. Für die Behandlung solcher Zustände eignen sich die sogenannten Benzodiazepine — dazu gehören u.a. Diazepam (Valium) und Chlordiazepoxid (Librium) — am besten. Ihre Verschreibung muß jedoch immer dem Arzt vorbehalten bleiben (siehe Kapitel 10).

Erregungszustände: Manchmal können Angstzustände, wie ich sie soeben beschrieben habe, etwas außer Kontrolle geraten und in Erregung mit hochgradiger Nervosität des Betreffenden umschlagen. Auch dagegen gibt es eine Reihe verschiedener Medikamente, die gewöhnlich sehr gut wirksam sind. Häufig verwendet man Substanzen aus der Gruppe der sogenannten Phenothiazine, die über bestimmte Angriffspunkte in verschiedenen Hirnregionen wirken. Auch sie unterliegen — nach vorangegangener sorgfältiger Diagnose — der ärztlichen Verschreibung.

Der Placebo-Effekt

Ende der fünfziger Jahre machten Professor Beecher und seine Mitarbeiter in Boston eine interessante Entdeckung: Patienten, die an sehr heftigen Schmerzen litten, erhielten ohne ihr Wissen anstelle des starken schmerzstillenden Medikamentes Morphium Präparate ohne jede schmerzstillende Wiirkung — sogenannte Placebos oder Scheinmedikamente —, und zwar entweder eine Zuckertablette oder eine Kochsalzlösung. 35% von ihnen ga-

ben daraufhin eine deutliche Schmerzerleichterung zu Protokoll! Dieses Ergebnis war umso überraschender, als es sich bei diesen „Versuchspersonen" wie gesagt um Patienten mit sehr starken, tatsächlich vorhandenen Schmerzen handelte und selbst auf die Gabe von Morphium nur 75 % von ihnen eine Besserung registrierten! Neuere Studien haben gezeigt, daß die „schmerzstillende Wirkung" der Placebos etwa halb so groß ist wie die der eigentlichen Medikamente und sie bei starken Schmerzen wesentlich wirkungsvoller sind als bei einem banalen Schmerz, wie etwa Kopf- oder Zahnweh.

Jedenfalls schien der Placebo-Effekt in diesem Versuch nicht nur durch eine gewisse Erwartungshaltung der Patienten — in der Regel geht der Kranke davon aus, daß das Medikament, das er bekommt, ihm auch hilft — zustande gekommen zu sein, sondern auch durch das Verhalten des beteiligten medizinischen Personals, das darauf abzielte, die Patienten von der Wirksamkeit des (Schein-)Medikaments zu überzeugen. Daraus kann man ermessen, daß derartiges suggestives Einwirken des Arztes großen Einfluß besitzt und beispielsweise auch dazu führen kann, daß ein Patient, etwa seinen quälenden chronischen Schmerzen gegenüber, eine positivere Einstellung bekommt. Eben aus diesem Grund sind optimistische, aufmunternde Worte des Arztes so wichtig und lassen sich durch Hypnose (siehe Kapitel 11) mitunter bemerkenswerte Erfolge erzielen. Überhaupt dürfte die Verabreichung eines Medikamentes oder eines Placebos ganz allgemein zu einer Verminderung von Ängsten und depressiven Verstimmungen — angesichts von Krankheit bzw. Schmerzen — führen. Wie bereits erwähnt, kann dadurch die Schmerzwahrnehmung der Patienten günstig beeinflußt werden. Auf diesen Effekt — Beseitigung von Angst- und Spannungszuständen — dürfte auch der große Erfolg einer im Jahre 1954 durchgeführten Studie zurückzuführen sein: Personen, die an Kopfschmerzen litten, erhielten ausschließlich Placebos. In der Folge gaben 52% ein deutliches Nachlassen der Schmerzen an!

Wie uns akute und chronische Schmerzen beeinflussen können

Wie ich bereits in der Einleitung erwähnt habe, ist der akute Schmerz ein unerläßlicher Schutzmechanismus für unser Leben, indem

20

er unseren Organismus rechtzeitig vor ernsten Folgeschäden warnt. Hält er jedoch länger an, als für diese „Warnfunktion" notwendig ist — mit anderen Worten, entwickelt sich daraus ein chronischer Schmerz —, stehen Arzt und Patient oft vor einem schwierigen Problem. Der Betroffene muß lernen, damit zu leben, der Arzt muß versuchen, eine möglichst erfolgreiche Therapie zu finden.

Der Unterschied zwischen akuten und chronischen Schmerzen besteht lediglich darin, daß chronische Beschwerden viel länger andauern. Die Art und Weise, in der die meisten Menschen auf ein akutes Geschehen reagieren, unterscheidet sich jedoch sehr wesentlich davon, wie sie sich mit einem chronischen Zustand auseinandersetzen.

Wenn Sie sich z. B. mit dem Hammer auf die Hand geschlagen haben, wird Ihre unmittelbare Reaktion meist die sein, sich die Hand zu halten und die betroffene Stelle fest zu reiben. Gleichzeitig setzt eine Reihe weiterer Reaktionen ein: Ihre Pulsfrequenz steigt an, Sie beginnen zu schwitzen, Ihr Blutdruck sinkt, weshalb Sie sich vorübergehend etwas schwach fühlen werden, Ihre Haut wird blaß usw. Nach einiger Zeit, nachdem sich Ihr Kreislaufsystem wieder stabilisiert hat, bleibt lediglich eine schmerzhafte Beule oder schlimmstenfalls eine leichte Quetschung zurück. Sie lassen die Hand röntgenisieren und erfahren, daß nichts gebrochen ist. Nun sind Sie erleichtert. Ihre Hand wird möglicherweise bandagiert, für einige Tage ruhiggestellt, und Sie sind vielleicht für kurze Zeit arbeitsunfähig. Da es sich aber nur um eine vorübergehende Unannehmlichkeit handelt, sind Sie nicht weiter besorgt.

Nun stellen Sie sich hingegen vor, Sie leiden an einer chronischen Krankheit, wie etwa einer äußerst schmerzhaften Arthritis (Gelenksentzündung) in den Fingern beider Hände. Abgesehen von den Schmerzen, die sich in diesem Fall noch dazu über einen langen, schwer abschätzbaren Zeitraum erstrecken, spielt jetzt die psychische Belastung eine bedeutende Rolle. Es tauchen plötzlich viele ungelöste Fragen auf: Wann werde ich wieder arbeiten können? — Kann ich überhaupt jemals wieder meinen Beruf ausüben? — Werde ich meinen Arbeitsplatz behalten? — Habe ich einen guten Arzt, der mir helfen kann? So oft hat er mir schon Besserung versprochen, bis jetzt ohne Erfolg. — Sie sind die meiste Zeit ängstlich, nervös und angespannt, Sie neigen zu Schweißausbrüchen, haben einen beschleunigten Puls usw.

Obwohl chronische Beschwerden an sich meist viel geringere Schmerzen verursachen als ein akutes Geschehen, ist es vor allem die Gewißheit, daß in absehbarer Zeit nicht mit einer Heilung zu rechnen ist, die dem chronischen Leiden eine besondere Problematik zukommen läßt. Dieses Wissen um die Langwierigkeit chronischer Schmerzen kann zu Angst, Depressionen und Verzweiflung führen — ein Teufelskreis, der nur schwer zu durchbrechen ist. Allerdings wurden etwa während der letzten 15 Jahre verschiedene Methoden entwickelt, die zu der Hoffnung Anlaß geben, auch dieses Problem zusehends in den Griff zu bekommen.

Schmerzen „verlernen"

„Operative Konditionierung": Der russische Physiologe Pawlow hatte Hunde so weit trainiert, daß sie auf das bloße Läuten einer Glocke mit vermehrtem Speichelfluß reagierten. Dazu kam es, weil er am Beginn seines Experiments dieses Läuten lange Zeit mit einer nachfolgenden Fütterung gekoppelt hatte. Seitdem kamen Wissenschafter nach und nach zu der Erkenntnis, daß man menschliches Verhalten durch Anerkennung oder Belohnung verändern kann. Wenn jemand unter Schmerzen leidet, besteht die normale Reaktion seiner Umgebung gewöhnlich darin, ihn auf irgendeine Weise zu „belohnen". Leute, die uns sonst kaum grüßen, fragen plötzlich — wenn wir krank sind —, wie es uns geht, bringen uns kleine Geschenke oder gehen sogar für uns einkaufen. Wir selbst genießen es, daß wir einmal nicht zur Arbeit gehen bzw. den Haushalt führen müssen — wir sind ja schließlich „krank und leidend".

Es überrascht daher nicht, daß manche Menschen schnell dahinterkommen, daß sie „etwas Besonderes" sind, solange sie krank bleiben, und sich überdies so manche unangenehme Arbeit ersparen. Sie werden dann — meist unbewußt — unter Umständen zu „eingebildeten Kranken", deren Zustand sich deshalb nicht bessert, weil sie mit der Zeit das (Alltags-)Leben in Gesundheit für unerträglicher halten als ihre Krankheit.

Zum Teil gilt das auch für einen Patienten, der tatsächlich Schmerzen hat, z. B. unter ständigen Kopfschmerzen leidet. Es ist möglich, daß er herausfindet, daß immer dann, wenn er vor Schmerz das Gesicht verzerrt und sich mit der Hand an die Stirn greift, seine Mitmenschen aufmerksam werden und ihn fragen, ob er nicht ein schmerzstillendes Mittel nehmen möchte. Aussprüche wie „Davon bekomme ich sicher Kopfschmerzen" oder „Bitte stelle das Radio ab, denn die Musik macht meine Kopfschmerzen nur noch schlimmer" haben wir alle schon des öfteren zu hören bekommen. Aber sicher kommen die meisten von uns auch einmal in Versuchung, ihre Schmerzen auf diese Weise zu „benützen".

Alles, was das menschliche Verhalten verändert, nennen die Fachleute „operative Konditionierung". Darunter versteht man, daß das Verhalten durch seine Konsequenzen gesteuert wird, d. h., daß eine Verhaltensweise durch Belohnung verstärkt oder durch Bestrafung unterdrückt werden kann. Hat nun eine bestimmte Verhaltensweise ein positive Reaktion der Umwelt — etwa eine Belohnung oder Anteilnahme — zur Folge, dann wird sie der Betroffene gewöhnlich wiederholen. Wenn also jemand ständig jammert und ein schmerzverzerrtes Gesicht macht, dann ist es doch sehr wahrscheinlich, daß man ihm eine schmerzstillende Tablette anbietet, ihm Gesellschaft leistet und Zuspruch schenkt. Wäre aber eine solche Reaktion der Mitmenschen auf Schmerzäußerungen nicht so selbstverständlich, würde man diese „Masche" nicht so häufig anwenden, um Aufmerksamkeit zu erlangen.

In der Mitte der sechziger Jahre hat W. E. Fordyce, ein Psychologe aus Seattle, Washington, herausgefunden, daß eine Verhaltensweise durch eine veränderte, unerwartete Reaktion der Umwelt darauf ausgeschaltet werden und durch ein anderes Verhalten ersetzt werden kann. Somit war die Methode der „operativen Konditionierung" entstanden. Patienten mit chronischen Schmerzen wurden durchuntersucht, um die Ursachen herauszufinden und um bereits bestehende Diagnosen zu überprüfen. Dann wurden sie an einer Spezialabteilung aufgenommen, wo man für jeden einzelnen eine individuelle Tagesmenge an schmerzstillenden Medikamenten festsetzte. Diese Tagesmengen unterteilte man in Einzeldosen und bestimmte die Tageszeiten, zu denen sie die Patienten bekommen sollten. Bevor man mit der Behandlung begann, mußten sich die Patienten einverstanden erklären, daß man an manchen Tagen die Dosis herabsetzen würde, ohne sie zuvor darüber zu informieren. Damit die Patienten das schmerzstillende Medikament nicht an der Tablettenform oder am Eigengeschmack erkennen konnten, verabreichte man es aufgelöst in sehr süßen oder bitteren Flüssigkeiten. Diese Methode beinhaltet auch, daß das Pflegepersonal einen Patienten nicht beachtet, wenn er den ganzen Tag jammert, vor Schmerz Grimassen schneidet und im Bett bleibt. Diese Verhaltensweise ist sowohl für Ärzte als auch für Schwestern anfangs sehr befremdend, so daß man sie einschulen muß, sich dieser Methode entsprechend zu verhalten und den Patienten erst dann Beachtung und Aufmerksamkeit zu schenken, wenn sie aufstehen, auf der Station umhergehen, mit anderen sprechen und an der Gemeinschaft teilnehmen. Das ist also operative Konditionierung, mit dem Ziel, die Patienten zu aktivieren.

Währenddessen reduziert man die Menge der schmerzstillenden Medikamente, bis man sie schließlich ganz wegläßt. Der Patient bekommt dann zu den festgesetzten Tageszeiten — ohne es zu wissen — nur noch seinen süßen oder bitteren Saft, der dann eben kein schmerzstillendes Mittel mehr enthält. Diese Methode ist also das krasse Gegenteil von der sonst geübten, dem Patienten bei Bedarf, d. h. dann, wenn seine Schmerzen besonders stark sind, schmerzstillende Medikamente zu verabreichen.

Durch diese Behandlung lernen die Patienten, mit ihren Schmerzen fertig zu werden, und verlangen selbst dann, wenn sie noch Schmerzen haben, kaum noch Medikamente. Obwohl diese Methode herzlos erscheinen mag, dauert es gewöhnlich nicht lange, bis sich die Patienten an die neue Situation gewöhnt haben. In der Mehrzahl der behandelten Fälle hat man gute Erfolge verzeichnen können.

Unser Aktivierungs-Programm. Da die Durchführung der Methode, die ich oben beschrieben habe, längere Zeit, eventuell sogar einige Monate, in Anspruch nimmt und auch einen großen Aufwand von seiten des Pflegepersonals erfordert, haben wir an unserer Abteilung nicht die Möglichkeit, ein komplettes operatives Konditionierungsprogramm durchzuführen. Anstelle dessen verwenden wir eine Methode, die wir als „Aktivierungs-Programm" bezeichnen.

Die Patienten kommen jeweils für acht Stunden, fünf Tage in der Woche, an unsere Spezialabteilung. Man teilt die Verabreichung der Medikamente genauso ein wie bei dem oben beschriebenen Verfahren. Die Gestaltung des Tagesablaufes hat zum Ziel, Patienten, die schon jahrelang aufgrund ihrer Schmerzen sehr zurückgezogen, passiv und teilnahmslos leben, zu mehr Eigenaktivität zu bringen. So findet jeden Tag eine Stunde lang Physiotherapie, eine Stunde Beschäftigungstherapie und eine Stunde Suggestionstherapie statt. Außerdem gibt es Vorträge über Methoden der Schmerzlinderung (siehe auch Kapitel 11 und 12). An all diesen Therapiestunden und Vorträgen nehmen die Patienten, jeweils zu kleinen Gruppen zusammengefaßt, teil. Was mir besonders wichtig erscheint, sind die ebenfalls täglich stattfindenden Gruppengespräche, bei denen die Patienten versuchen sollen, sowohl zu sich selbst und ihren Problemen Stellung zu nehmen als auch sich über die anderen Gedanken zu machen, um dann im gemeinsamen Gespräch Lösungsmöglichkeiten zu finden. Wenn in einer solchen Gruppensitzung ein Patient, der ja selbst auch an Schmerzen leidet, Kritik am Verhalten eines Mitpatienten übt, dann wird sich der Betroffene sicherlich mehr bemühen, seine Schmerzen durch ein positives Verhalten zu überwinden. Dieses Aktivierungsprogramm führt man etwa vier Wochen durch. Von Zeit zu Zeit gibt es „Auffrischungskurse", um zu sehen, wie die Patienten allein zurechtkommen, und um bei eventuell auftauchenden Problemen Hilfe vermitteln zu können. Obwohl diese Methode auch größeren Aufwand verlangt, läßt sie sich doch einfacher durchführen als ein volles operatives Konditionierungsprogramm. Man hat herausgefunden, daß diese Behandlung den Patienten hilft, mit ihren Schmerzen fertig zu werden.

Was Sie selbst tun können

Wie ich schon erwähnt habe, ist die Art und Weise, wie man sich gewöhnlich bei Schmerzen verhält, bis zu einem gewissen Maß ein angelerntes Verhalten. Man sollte versuchen, es bewußt zu vermeiden, und sich statt dessen bemühen, seine Aufmerksamkeit von sich selbst und seinen Schmerzen abzulenken. Dazu muß man sich aber nicht unbedingt einem von Fachleuten durchgeführten operativen Konditionierungsprogramm unterziehen, sondern es geht darum, sein Verhalten genau zu beobachten. Entdecken Sie, daß Sie, wenn Sie Schmerzen haben, jedesmal gleich zu Hause bleiben und die meiste Zeit dann noch im

Bett verbringen — was Ihnen natürlich wieder reichlich Gelegenheit gibt, noch mehr über Ihre Beschwerden nachzudenken, können Sie versuchen, sich dafür zu „belohnen", daß Sie das nicht tun. Und zwar, indem Sie etwa Freunde oder Verwandte besuchen, sich einen guten Film ansehen oder in Ihr Lieblingsrestaurant gehen. Dadurch werden Sie aktiv und lernen, Ihre Aufmerksamkeit von den Schmerzen abzulenken. Einfache Methoden der Entspannung (siehe Kapitel 12) werden Ihnen helfen, sich körperlich wohler zu fühlen.

Auf diese Weise können Sie selbst sehr viel zu Ihrer eigenen Behandlung beitragen. Zeigen Sie auch Ihren Mitmenschen, daß Sie sich bemühen. Lassen Sie sich Erledigungen und Besorgungen nicht von anderen abnehmen.

Manche Menschen erlangen z. B. dadurch wieder Zuversicht, indem sie jeweils Fonds zur Erforschung ihrer eigenen Krankheit unterstützten.

Ein leuchtendes Beispiel dafür ist einer meiner Patienten, names Mike. Mike, ein 39jähriger Computerfachmann, blieb nach einem Autounfall, den er als 25jähriger hatte, von der Taille abwärts gelähmt und litt fortwährend an Schmerzen. Er stiftete Geld für ein Forschungsinstitut an unserer „Pain Relief Foundation" in Liverpool. Außerdem begann er mit dem Segelsport, und es gelang ihm, eine Strecke von ca. 4.000 km, von Südwest-England bis zu den Azoren und zurück, zu bewältigen. Es wird zwar nicht jedem gelingen, ähnliche Leistungen wie Mike zu vollbringen, doch wird jegliche Aktivität und Neigung dazu beitragen, die häufig mit hartnäckigen Beschwerden einhergehenden depressiven Stimmungen zu heben, sowie auch dazu, sich mit seinen Schmerzen leichter abzufinden.

Soweit zu Schmerz im allgemeinen. In den nächsten sieben Kapiteln möchte ich auf verschiedene Schmerzzustände näher eingehen, die sehr häufig vorkommen, und versuchen, Ihnen einige Ratschläge zu geben, wie Sie mit diesen Schmerzen besser zurechtkommen können. Falls Sie sich entschließen, gleich bis zu dem Kapitel, das Ihr Problem behandelt, weiterzublättern, so vergessen Sie bitte nicht, daß die letzten drei Kapitel (10 bis 12) sehr viel Wissenswertes über Schmerzlinderung enthalten. Sie können, ungeachtet der näheren Umstände Ihrer persönlichen Beschwerden, für Sie von großem Wert sein.

3. ARTHRITIS UND RHEUMATISMUS

Die meisten Menschen halten diese beiden Begriffe fälschlich für identische Bezeichnungen. „Arthritis" weist in der Regel auf die Entzündung eines Gelenkes hin (wenn auch bei manchen Formen keine entzündlichen Prozesse vorliegen und man mitunter besser von einer Arthrose spricht), während es sich bei „Rheumatismus" um einen — viel ungenaueren — Oberbegriff handelt, der generell eine Reihe verschiedener Schmerzen beinhaltet. So faßt man allein unter der Bezeichnung „Weichteilrheumatismus", die sich in der medizinischen Welt zusehends durchsetzt, unter anderem rheumatische Muskelschmerzen, Entzündungen des Unterhautfettgewebes, von Schleimbeuteln und Sehnenscheiden sowie Nervenentzündungen oder auch den allseits bekannten „Tennisarm" zusammen.

Alle Arten von Arthritis und Weichteilrheumatismus bilden den sogenannten „rheumatischen Formenkreis", von dem fast jeder von uns im Laufe seines Lebens in irgendeiner Weise betroffen ist. Tatsächlich leiden beispielsweise in Großbritannien rund acht Millionen Menschen — das ist jeder fünfte Erwachsene — an Arthritis! Sie verursacht gewöhnlich keinen scharfen, stechenden Schmerz. Es handelt sich dabei eher um ein anhaltendes, dumpfes, auf die Dauer zermürbendes Schmerzgefühl (siehe obere Abb. S 25). Auch was die Schmerzintensität betrifft, werden andere Beschwerden, wie etwa Zahn- oder Rückenschmerzen, höher bewertet als die Gelenksentzündung (vgl. Abb. S 19). Wie aber jeder Betroffene weiß, ist es besonders der langfristige Verlauf dieser Krankheit, der die Schmerzen oft unerträglich erscheinen läßt. Glücklicherweise gibt es vieles, was Sie und Ihr Arzt dagegen tun können. Ich werde am Ende dieses Kapitels Behandlungsmethoden und Selbsthilfe-Maßnahmen zur Schmerzlinderung beschreiben.

Um sich erfolgreich mit den Schmerzen der verschiedenen chronischen Zustände auseinandersetzen zu können, ist es zunächst notwendig zu verstehen, welche Auswirkungen sie auf unseren Organismus haben und warum es zu diesen Beschwerden kommt.

Die Gelenke

Ein Gelenk findet sich überall dort, wo (mindestens) zwei Knochen aufeinandertreffen. Entsprechend den unterschiedlichen zu erfüllenden Aufgaben existieren mehrere Arten von Gelenken. Wir wollen mit dem einfachsten, bei dem zwei Gelenkflächen in Kontakt zueinander stehen, wie etwa im Falle unserer Fingergelenke, beginnen. Die beiden Knochenenden sind von Knorpeln überzogen, einem äußerst harten, glatten Gewebe, das u. a. dazu dient, die Reibung herabzusetzen. Verbunden werden sie durch die Gelenkkapsel, die die zwischen den Gelenkflächen entstehende Gelenkhöhle gegen die Umgebung abschließt. Die Kapsel selbst besteht aus einer festen äußeren Faserschicht und der Gelenkinnenhaut, der sogenannten Synovialmembran. Diese Membran produziert geringe Mengen einer Flüssigkeit, mit der die Gelenkhöhle gefüllt ist. Es ist dies die Gelenkschmiere oder Synovia, die vor allem der Ernährung des Gelenkknorpels dient (siehe Abb. S 25 unten). Umgebende Muskeln, Bänder und Sehnen fixieren das Gelenk an seinem Platz und unterstützen seine Bewegungen. Verschiedene Prozesse können nun zu einer Einschränkung der Beweglichkeit des Gelenks, die meist mit Schmerzen verbunden ist, führen. Das passiert etwa dann, wenn die Knorpel — infolge von Abnützung oder Ernährungsstörungen — rauh werden oder es zu einer Eindickung, einer Verminderung oder einem völligen Verlust der Gelenkflüssigkeit kommt. Weitere Ursachen sind z. B. eine Verdickung der Kapsel oder zunehmende Erstarrung von Muskelsehnen.

Bei Gelenken, die komplizierter gebaut sind, sogenannte zusammengesetzte Gelenke, an deren Bildung mehr als zwei Skelettstücke beteiligt sind, können noch weitere Probleme

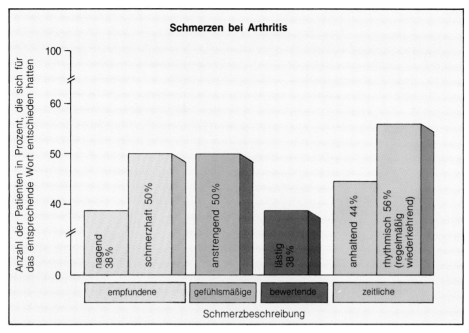

Schmerzen bei Arthritis

Anzahl der Patienten in Prozent, die sich für das entsprechende Wort entschieden hatten

nagend 38%
schmerzhaft 50%
anstrengend 50%
lästig 38%
anhaltend 44%
rhythmisch 56% (regelmäßig wiederkehrend)

empfundene | gefühlsmäßige | bewertende | zeitliche

Schmerzbeschreibung

Die am häufigsten verwendeten Wörter aus dem „McGill-Fragebogen" (Seite 18) zur Beschreibung der durch Arthritis verursachten Schmerzen.

Anatomie des Knies (links) und eines Fingergelenks (rechts).

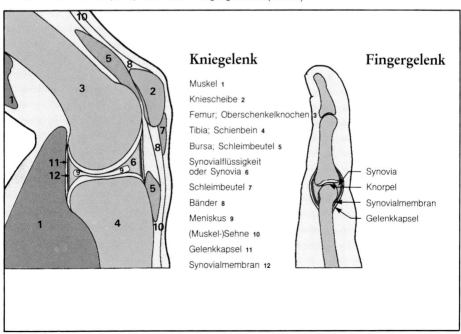

Kniegelenk

Muskel 1
Kniescheibe 2
Femur; Oberschenkelknochen 3
Tibia; Schienbein 4
Bursa; Schleimbeutel 5
Synovialflüssigkeit oder Synovia 6
Schleimbeutel 7
Bänder 8
Meniskus 9
(Muskel-)Sehne 10
Gelenkkapsel 11
Synovialmembran 12

Fingergelenk

Synovia
Knorpel
Synovialmembran
Gelenkkapsel

25

hinzukommen. Das Hüftgelenk ist beispielsweise ein sogenanntes Nußgelenk — eine Abart des Kugelgelenks —, bei dem der Kopf des Oberschenkelknochens in einer tiefen Gelenkpfanne an einer bestimmten Stelle des Hüftbeins steckt. Das Schultergelenk, ein echtes Kugelgelenk, besitzt ebenfalls ein kugelförmiges Gelenkstück, nämlich den Kopf des Oberarmknochens. Die Pfanne — gebildet von einem Anteil des Schulterblattes — ist hier jedoch sehr flach, so daß die „Kugel" nun lediglich darauf ruht, aber kaum Halt findet und deshalb durch Bänder und Muskeln fixiert wird. Aufgrund dieser geringen knöchernen Begrenzung durch die Gelenkpfanne besitzt das Schultergelenk einen größeren Bewegungsumfang als das Hüftgelenk. Letzteres muß kräftig und stabil sein, um unser Gewicht tragen zu können, während die Aufgabe des Schultergelenks vorwiegend darin besteht, es uns zu ermöglichen, unsere Arme in allen Richtungen zu bewegen.

Das Ellbogengelenk ist ebenfalls ein zusammengesetztes Gelenk, an dem drei Knochen (Oberarmknochen, Elle und Speiche) beteiligt sind. Mit seiner Hilfe können wir den Arm beugen, strecken und nach innen und außen rotieren (sogenannte Pro- und Supination, wobei — von einer Mittelstellung ausgehend — die Handflächen einmal nach unten, einmal nach oben zeigen). Das Handgelenk besteht, ähnlich dem Fußgelenk, zum Teil aus einer Gruppe sehr kleiner Knochen, den sogenannten Handwurzelknochen. Auch sie stehen untereinander durch winzige Gelenke in Verbindung, die allerdings nur eine sehr geringe Beweglichkeit gewährleisten. Wenn man nun die Vielzahl dieser Einzelbewegungen bedenkt, die durch das Zusammenspiel von Schulter, Ellbogen, Handgelenk und Fingern zustande kommen — nur um ganz alltägliche Handgriffe durchzuführen —, wird verständlich, daß unsere Beweglichkeit unter Umständen stark in Mitleidenschaft gezogen wird, wenn eines oder gar mehrere dieser Gelenke nicht mehr in vollem Umfang funktionieren.

Das Ausmaß der möglichen Bewegungen hängt jeweils von den die Gelenke umgebenden Muskeln ab, die auf die beteiligten Knochen stets einen gewissen Zug und Druck ausüben. Jeder Muskel endet mit einer Sehne, die wiederum am Knochen befestigt ist. Häufig setzen Sehnen in unmittelbarer Nähe der Gelenkkapseln am Knochen an. Um sie vor Ab-

nützung bzw. Abriß — infolge von Reibung, die beim Bewegen der Gelenke entsteht — möglichst zu schützen, befinden sich an solchen Stellen zwischen Knochen und Sehnen die sogenannten Schleimbeutel. Sie enthalten eine Flüssigkeit — die zuvor erwähnte Synovia — und haben, je nach ihren Aufgaben, unterschiedliche Gestalt. So sind beispielsweise die Muskelsehnen im Bereich der Hand, wo stärkere Verschiebungen des Sehnen gegen die Unterlage erfolgen, von dünnen, röhrenförmigen „Schleimbeuteln" umschlossen, den sogenannten Sehnenscheiden. Manche Gelenke besitzen mehrere Schleimbeutel, das Kniegelenk sogar fünfzehn!

Eine andere Einrichtung, die dazu dient, die Reibung herabzusetzen und damit Sehnen vor den oben erwähnten Folgen zu schützen, sind die sogenannten Sesambeine, die als Führungsknochen in den Verlauf von Sehnen und Bändern eingeschaltet sind. Das Kniegelenk liefert hierfür ein gutes Beispiel. Neben dem Oberschenkelknochen und dem Schienbein ist noch ein dritter Knochen — die Kniescheibe — an seiner Bildung beteiligt. Sie ist das größte Sesambein unseres Skeletts und bildet im Bereich des Knies gleichsam eine Schiene für den mächtigen Oberschenkel-Streckmuskel („Quadriceps"), der schließlich unterhalb, an der Schienbein-Vorderfläche, ansetzt. Das Kniegelenk weist aber noch eine weitere Besonderheit auf. Es besitzt jeweils einen inneren und äußeren Meniskus. Die aus Faserknorpeln bestehenden Zwischenscheiben haben mehrere Aufgaben. Da die knöchernen Gelenkflächen von Oberschenkelknochen und Schienbein keineswegs aufeinanderpassen, dienen sie neben dem entsprechenden Knorpelüberzug zunächst dazu, diese Unebenheit auszugleichen. Dadurch wird gleichzeitig das Aufeinandergleiten der beiden Gelenkflächen verbessert und damit eine bessere Lastverteilung erreicht. Schließlich wirken die Menisken noch als Puffer zum Abfangen heftiger Stöße. Unser Kiefergelenk, das während des Kauaktes einer sehr hohen Belastung ausgesetzt ist, ist ebenfalls auf beiden Seiten mit je einer dieser Zwischenscheiben — hier spricht man von einem Diskus — ausgestattet.

Rheumatische Erkrankungen

Wir unterscheiden im wesentlichen vier Erscheinungsformen rheumatischer Erkrankungen, die fast alle Gelenke und Muskeln unseres Körpers erfassen können.

Osteoarthritis (Knochen- und Gelenksentzündung) bzw. Osteoarthrose. Können Gelenkknorpel und -flüssigkeit ihre Schutzfunktion nicht mehr in ausreichendem Maße erfüllen (z. B. aufgrund unzureichender Produktion von Synovia durch die Kapsel und damit wegen schlechter Ernährung des Knorpels), kommt es zur Abnützung eines Gelenks. Der Knorpel wird zunächst rauh und bildet sich langsam zurück, bis schließlich die knöchernen Gelenkflächen freiliegen. Es erfolgt eine Verdickung der gelenknahen Knochenteile, das Gelenk selbst wird steif, und durch das Reiben der Knochenenden aneinander können heftige Schmerzen entstehen, die vom unterschwelligen dumpfen bis zum unerträglichen Schmerz — insbesondere bei Bewegung des Gelenks — reichen können. Es handelt sich bei dieser Form des Rheumatismus also vor allem um degenerative Prozesse, die durch eine fortschreitende Abnützung der Gelenkknorpel und ihre Folgeerscheinungen charakterisiert sind.

Osteoarthritis, also die „bloße" Entzündung von Knochen und Gelenken, die aber häufig — besonders mit fortschreitendem Alter — in den oben beschriebenen Zustand der (Osteo-) Arthrose übergeht, macht etwa 60% aller rheumatischen Erkrankungen aus. Bei Menschen, die älter als 55 Jahre sind, finden sich Gelenkveränderungen, die auf Osteoarthritis zurückzuführen sind, mit einer Häufigkeit, die sogar 80% übersteigt! Ganz offensichtlich sind Frauen viel stärker davon betroffen als Männer, insbesondere nach dem Beginn der Wechseljahre. Die am häufigsten in Mitleidenschaft gezogenen Gelenke sind jene, die besonders stark beansprucht werden, wie etwa im Bereich der Hand und der Finger, was auch das nicht seltene Bild geschwollener, knotiger Hände, vor allem bei älteren Frauen, erklärt. Selbstverständlich leiden auch Männer an (Osteo-)Arthritis, gewöhnlich allerdings erst ab einem höheren Alter. Andererseits kann es bei ihnen jedoch auch schon frühzeitig zu diesen Beschwerden kommen, nämlich dann, wenn es berufsbedingt zu einer übermäßigen Abnützung von Gelenken kommt.

Oft tritt eine (Osteo-)Arthritis auch an vormals verletzten Gelenken auf; etwa an solchen, die man sich in der Vergangenheit einmal ausgerenkt hat oder die im Bereich eines zu einem früheren Zeitpunkt gebrochenen Knochens liegen. Trotzdem stellt aber zunehmendes Alter den größten Risikofaktor dar, einfach weil die Wahrscheinlichkeit, daß unsere Gelenke durch Abnützung oder Überlastung Schaden erleiden, immer weiter zunimmt, je älter wir werden. (Osteo-)Arthritis scheint der Preis für ein langes Leben zu sein, was offenbar auch durch die Tatsache bekräftigt wird, daß Frauen, die im allgemeinen ja eine höhere Lebenserwartung als Männer haben, häufiger davon betroffen sind. Sie ist eine der Gründe, daß unsere Bewegungen im Alter langsamer werden, und zwar um so deutlicher, je mehr Gelenke bereits in Mitleidenschaft gezogen sind. Aber nicht nur das — die ständigen Schmerzen stellen oft auch eine große psychische Belastung dar.

Ein charakteristisches Merkmal der durch (Osteo-)Arthritis verursachten Schmerzen besteht darin, daß sie meist stärker werden, wenn man sich ausruht. Sehr gut läßt sich das beispielsweise bei Befall der Kniegelenke beobachten. Der Betroffene ist meist nicht imstande, sich für längere Zeit hinzusetzen, so daß er schließlich aufstehen muß, um ein paar Minuten auf und ab zu gehen. Sollten Sie selbst an (Osteo-)Arthritis leiden, werden Sie auch feststellen, daß die angegriffenen Gelenke am Morgen, wenn Sie aus dem Bett steigen, besonders steif sind und es unter Umständen einige Zeit — während der Sie sich bewegen — in Anspruch nimmt, diese Gelenksteifigkeit abzuschütteln.

Nun werden Sie vielleicht denken, daß körperliche Übungen doch in jedem Fall Abhilfe schaffen müßten. Tatsächlich kann aber ein Zuviel an derartigen Aktivitäten auch zu einer Verschlechterung führen. Das gilt dann, wenn wir unsere in Abhängigkeit vom Ausmaß der Erkrankung und der Schmerzen eingeschränkte körperliche Belastung überschreiten. Damit soll jedoch keineswegs ein angemessenes Übungsprogramm gemeint sein, das vielmehr unerläßlich ist, um einer Versteifung unserer Gelenke vorzubeugen (siehe Seiten 30 bis 33).

Primär chronische Polyarthritis (PCP, rheumatoide Arthritis). Etwa zwei bis drei Prozent der Bevölkerung leiden an primär chronischer Polyarthritis, wobei Frauen zirka dreimal häufiger betroffen sind als Männer. Der Befall erfolgt meist zwischen dem 40. und 60. Lebensjahr. Eine Entzündung der Synovialmembran (siehe S. 25), die die Gelenkhöhle innen auskleidet, hat eine Schädigung des Gelenks zur Folge. Im Gegensatz zur (Osteo-) Arthritis, die eines oder mehrere verschiedene Gelenke betreffen kann, kommt es bei der PCP in der Regel zu einem symmetrischen Befall, d. h. zur Erkrankung beider Hände, beider Knöchel usw.

Die Entzündung greift besonders die Gelenke an Armen und Beinen an. Sie versteifen, schwellen an und verursachen bei Bewegung starke Schmerzen. Diese Symptome treten vor allem am Morgen in Erscheinung, und es bedarf meist einiger Zeit, bis man sich wieder halbwegs bewegen kann. Ähnliches habe ich schon vorhin bei der (Osteo-)Arthritis beschrieben, allerdings sind die Beschwerden bei der primär chronischen Polyarthritis schlimmer. Nur selten bleibt sie auf den Befall der Gelenke beschränkt, sondern erfaßt in der Regel den ganzen Körper. Neben Schmerzempfindlichkeit und Schwellungen größerer Gelenke, wie etwa der Knie- und Schultergelenke, sowie Versteifungen und Schwellungen im Bereich der Fingergelenke kommt es gewöhnlich auch zu allgemeinen Symptomen. Dazu gehören u. a. Fieber, Müdigkeit, Appe-

Die von primär chronischer Polyarthritis (PCP) bevorzugt betroffenen Stellen (Prädilektionsstellen für PCP).

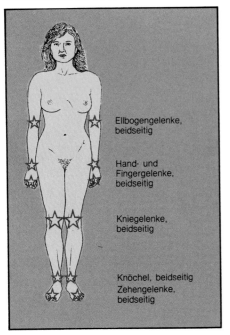

Ellbogengelenke, beidseitig

Hand- und Fingergelenke, beidseitig

Kniegelenke, beidseitig

Knöchel, beidseitig
Zehengelenke, beidseitig

titlosigkeit, Anämie (Verminderung der roten Blutkörperchen, der sogenannten Erythrozyten im Blut) sowie Depressionen. Tatsächlich haben sich Depressionen und eine mit Schmerzen einhergehende Bewegungseinschränkung als die beiden hervorstechenden Merkmale der PCP erwiesen.

Die Ursache für die Entstehung der primär chronischen Polyarthritis ist bisher ungeklärt. Möglicherweise wird sie durch eine seltene Virusinfektion verursacht, es könnte sich jedoch auch um eine sogenannte „Autoimmunerkrankung" handeln. Es ist dies eine Störung in unserem Abwehrsystem. Dabei richten sich die sogenannten Antikörper, die unseren Organismus normalerweise vor eindringenden Krankheitserregern — etwa körperfremden Bakterien — schützen sollen, aus irgendeinem Grund plötzlich gegen körpereigene Zellen.

Im Durchschnitt erstreckt sich der Verlauf der PCP über mehrere Monate und hinterläßt gewöhnlich meist an den Gelenken einen bleibenden Schaden. Dennoch kommt es immerhin bei rund 45% der Betroffenen zu einer vollständigen Genesung, während andererseits ein Fortschreiten dieser Erkrankung bis zur regelrechten Verkrüppelung mancher Gelenke eher selten vorkommt. Nur etwa jeder zehnte Patient trägt eine schwere Behinderung davon. Eines der Hauptprobleme der primär chronischen Polyarthritis liegt in ihrem schubweisen Verlauf, wobei es immer wieder zu einem vorübergehenden Abklingen der Symptome kommt. Jedoch sind bisher sowohl die Gründe für diese sogenannten Remissionen als auch dafür, warum es nicht immer zu einem Wiederaufflammen der Krankheit — einem sogenannten Rezidiv — kommt, ungeklärt. Gegenwärtig konzentriert sich die einschlägige Forschung auf Möglichkeiten, Remissionen therapeutisch herbeizuführen.

Gicht. Gicht ist eine der häufigsten „Gelenkerkrankungen" und betrifft hauptsächlich Männer über vierzig. Da sie auf einer Stoffwechselstörung beruht, handelt es sich eigentlich um eine Stoffwechselerkrankung. Es kommt zu einer Anhäufung von Harnsäure, die normalerweise unverändert ausgeschieden wird, und damit auch zu einer Erhöhung des Harnsäurespiegels im Blut. Lagern sich Harnsäure-Kristalle in den Gelenken ab, entsteht schließlich das Krankheitsbild der Gicht. Häufig beruht die Tendenz zu erhöhten

Harnsäure-Werten im Blut auf Vererbung. Die am stärksten betroffenen Gelenke sind die Ellbogen-, Finger- und Handgelenke sowie die der Knie und der Zehen. Besonders häufig, nämlich in über 75% der Fälle, finden sich Gichtknoten aber im Bereich der Großzehengelenke. Weitere charakteristische Stellen, an denen sie entstehen können, sind u. a. Ohrknorpel, Augenlider und Nasenflügel.

Gicht beginnt normalerweise ohne besondere Vorzeichen, meist nachts oder frühmorgens. Das betroffene Gelenk ist hochrot, teigig geschwollen, heiß und äußerst druckschmerzhaft. Der Schmerz kann mitunter so quälend sein, daß man nicht einmal die Berührung der Bettdecke erträgt: Sollten Sie an Gicht leiden, widerstehen Sie in dieser Situation der Versuchung, einige Aspirin zu schlucken, denn dieses Medikament kann die Ausscheidung von Harnsäure (noch weiter) verzögern. Die beste Sofortmaßnahme ist das Auflegen heißer oder kalter Kompressen. Anschließend sollten Sie sobald als möglich Ihren Arzt aufsuchen. Er kann Ihnen Medikamente verschreiben, die mit ausgezeichnetem Erfolg die Symptome einschließlich der Schmerzen beseitigen und weiteren Gichtanfällen vorbeugen.

Manchmal tritt Gicht nur einmalig auf. Ohne Behandlung kommt es in der Regel jedoch zu wiederholten Anfällen. Gicht kann unter Umständen durch Gewichtsabnahme, übermäßiges Essen und Trinken sowie durch einige Nahrungsmittel, die reich an bestimmten Eiweißbestandteilen sind, ausgelöst werden. Um Anfälle weitgehend zu verhindern, sollten Sie daher beim Essen und bei Genuß von Alkohol maßhalten und starkes Bier, Rot- und Portwein sowie Fisch, Wild und Innereien möglichst meiden.

Weichteil-Rheumatismus oder Fibrositis: Es sind dies zwei (Sammel-)Begriffe, um die Schmerzen und die Empfindlichkeit von Muskeln, Sehnen und Bändern nach Zerrung, Überdehnung bzw. Abriß derselben zu beschreiben. Derartigen Verletzungen folgt stets eine Entzündung, die dann den Heilungsprozeß hinauszögert. Eine besonders häufige Form von Weichteil-Rheumatismus ist der sogenannte „Tennisellbogen". Er entsteht sehr oft aufgrund von Überanstrengung bei sportlicher, aber auch anderer körperlicher Betätigung. Dabei kommt es zu feinsten Muskeleinrissen und in der Folge zu teils heftigen

Schmerzen der gemeinsamen Ursprungssehne zweier Armmuskeln im Bereich des Ellbogens.

Üblicherweise sind Ruhe und eventuell die Einnahme eines schmerzstillenden Mittels, wie etwa Aspirin, für eine „Behandlung" ausreichend, so daß der Schmerz daraufhin bald nachlassen wird. Ist dies nicht der Fall, wird man andere Methoden versuchen, z. B. eine Hitzebehandlung (Kapitel 12), spezielle Übungen (siehe nächste Seite) oder bestimmte entzündungshemmende Medikamente sowie Injektionen im Schmerzgebiet.

Neben den vier oben beschriebenen Arten von Rheumatismus gibt es eine Reihe rheumatischer Beschwerden, die sozusagen „Mischformen" davon sind. So gibt es etwa das Nebeneinander von Abnützungserscheinungen und Entzündungen genauso wie das Auftreten dieser Prozesse nacheinander. Es gibt auch einige Erkrankungen, die mit einer Infektion beginnen, der dann ein Gelenkleiden folgt, wie beispielsweise das rheumatische Fieber. Schmerzen können — wie bereits erwähnt — auch entstehen, wenn es zur Entzündung von Schleimbeuteln kommt, ein Zustand, den man als Bursitis bezeichnet. Die Behandlung entspricht im wesentlichen der des Weichteil-Rheumatismus.

Prädilektionsstellen für Gicht.

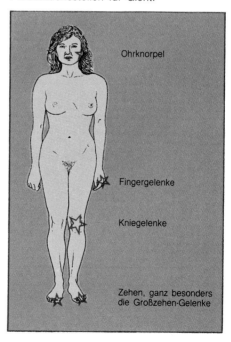

Ohrknorpel

Fingergelenke

Kniegelenke

Zehen, ganz besonders die Großzehen-Gelenke

Schmerzlinderung

Die Behandlung rheumatischer Erkrankungen muß langfristig erfolgen, führt aber, mit Ausnahme des Weichteil-Rheumatismus, nicht zu einer Heilung im eigentlichen Sinne. Sie ermöglicht uns jedoch ein besseres Befinden, größere Beweglichkeit und soll außerdem zukünftigen Schmerzen und allfälligen Behinderungen vorbeugen.

Ärztliche Behandlung

Medikamente: Es gibt verschiedene Medikamente, die sowohl schmerzstillende als auch entzündungshemmende Wirkung haben und daher gegen die Schmerzen und Schwellungen von (Osteo-)Arthritis und primär chronischer Polyarthritis eingesetzt werden. Das weitverbreitetste — und wohl auch wirksamste — ist Aspirin (siehe Seite 92), aber auch andere, wie etwa Indometacin oder Naproxen (z. B. in Indocid®- bzw. Proxen®-Präparaten enthalten), sind durchaus nützlich.

Die sogenannten Kortikosteroide (auch Kortikoide, z. B. Cortison), die sich von Nebennierenrinden-Hormonen ableiten, sind in der Behandlung entzündlicher Prozesse äußerst erfolgreich. Bedauerlicherweise sind sie allerdings aufgrund ihrer Nebenwirkungen für eine Langzeittherapie ungeeignet. In bestimmten Fällen können sie jedoch für eine vorübergehende Schmerzlinderung durchaus herangezogen werden.

In Fällen primär chronischer Polyarthritis werden manchmal Goldinjektionen verabreicht. Diese Behandlung erstreckt sich über mindestens 20 Wochen, und es kommt bei ca. zwei Dritteln der Patienten auch zu einer schrittweisen Entzündungshemmung. Bei Anwendung in einem früheren Krankheitsstadium soll sogar eine völlige Ausheilung zu erwarten sein. Dem stehen jedoch zum Teil schwerwiegende Nebenwirkungen entgegen.

Chirurgische Maßnahmen: Sie sind sicher kein Allheilmittel, doch ist der Ersatz arthritischer Hüftgelenke durch solche aus Metall oder Plastik heutzutage sehr wirkungsvoll. Zwar ist bereits auch der Austausch von Knie-, Schulter-, Ellbogen-, Hand- und Fingergelenken möglich, doch bleiben die Resultate noch weit hinter denen von Hüftplastiken zurück. Daher wird auf diesem Gebiet weiterhin intensive Forschung betrieben.

Mitunter wird bei erkrankten Gelenken die entzündete Synovialmembran, die die Gelenkhöhle innen auskleidet, entfernt, was jedoch höchstens für ein oder zwei Jahre Erleichterung bringt.

Ruhe und spezielle Übungsprogramme

Im akuten Stadium einer rheumatischen Erkrankung oder einer Gelenksverletzung ist es wichtig, den Körper einschließlich der Gelenke nicht zu stark zu belasten. Sich gründlich auszuruhen, sei es, nur in einem Sessel sitzend oder gegebenenfalls im Bett oder sogar im Krankenhaus, ist zunächst entscheidend, um durch diese Ruhigstellung Gelenke und/oder Muskeln vor weiterem Schaden zu bewahren.

Ist die akute Phase dann abgeklungen, sollten Sie versuchen, alle Ihre Gelenke zumindest zwei- bis dreimal täglich in vollem Umfang zu bewegen. Ich meine damit nicht, daß man bei einem schmerzhaften Gelenk gleich dessen volle Beweglichkeit erzwingen soll. Soweit es aber vernünftigerweise möglich ist, sollte jedes Gelenk regelmäßig bewegt werden. Sie verhindern dadurch eine zunehmende Gelenksteifheit, die sich — nur aufgrund eines längeren Nichtgebrauchs — bis zu einer sogenannten Ankylose fortsetzen kann. Man versteht darunter eine knöcherne Gelenkversteifung, die schließlich zum vollständigen Bewegungsverlust des betroffenen Gelenks führt.

Ärzte (vor allem Orthopäden) und Heilgymnastiker werden Sie zunächst mit einem leichten Übungsprogramm vertraut machen, das Sie anschließend zu Hause fortsetzen können. (Sind spezielle Übungen erforderlich, so erfolgen sie unter fachkundiger Aufsicht.) Die folgenden, auf den Seiten 32 bis 35 abgebildeten Übungen sind Beispiele aus einem derartigen Programm. Versuchen Sie erst einmal, langsam beginnend, einige davon, und steigern Sie die Zahl der Übungen, sobald Ihr Körper auf die Therapie anspricht. Nach Beendigung des Akut-Stadiums sollten Sie auch mit anderen „Aktivitäten" wieder schrittweise beginnen, wie etwa Spazierengehen; wegen einer geringeren Belastung der Gelenke — vor allem auf Gras — siehe Kapitel 12.

Kopf- und Nacken-Übungen: Unser Nacken wird durch eine ganze Reihe von Beschwerden in Mitleidenschaft gezogen, von verschiedenen Verletzungen, wie etwa dem sogenannten „Peitschenschlag-Phänomen" (häufig nach Auffahrunfällen!), bis hin zu den rheumatischen Erkrankungen. Die folgenden Übungen sind jedoch alle relativ einfach (siehe Seite 32): Zuerst drehen Sie den Kopf abwechselnd so weit nach rechts und links, als es Ihnen ohne Schwierigkeiten, d. h. ohne Schmerzen, möglich ist. Vermeiden Sie dabei überhastete Bewegungen, lassen Sie sich Zeit. Als nächstes versuchen Sie, den Kopf so weit es geht zurückzulegen, um ihn danach wieder langsam zu senken, wobei Sie versuchen sollen, bei geschlossenem Mund mit dem Kinn die Brust zu erreichen. Schließlich probieren Sie, den Kopf abwechselnd auf die linke und rechte Seite zu legen, so als wollten Sie jeweils mit dem Ohr die Schulter erreichen, was natürlich unmöglich ist. Wiederholen Sie jede dieser Übungen, sooft Ihnen das ohne Anstrengung möglich ist bzw. höchstens zehnmal.

Schulter- und Arm-Übungen: Auch das Schultergelenk sollten Sie in seinem vollen Umfang beanspruchen. Zu Beginn liegen beide Arme seitlich am Körper (siehe Seite 33). Nun heben Sie einen Arm zunächst bis in die Horizontale, d. h., bis er waagrecht vor dem Körper gestreckt ist. Anschließend heben Sie ihn weiter über den Kopf, bis Ihre Fingerspitzen zur Decke zeigen. Danach legen Sie die Hand in den Nacken. Führen Sie nun Ihren Arm wieder langsam zur Seite, legen Sie daraufhin Ihre Hand wie abgebildet auf den Rücken und lassen Sie sie dort nach oben gleiten, solange Ihnen das leichtfällt. Sie können auch diese Übungen mit jedem Arm bis zu zehnmal wiederholen.

Finger- und Hand-Übungen: Das Bewegen von Händen und Fingern ist enorm wichtig. Das gilt nicht nur für grobe Bewegungen — wenn wir etwa die Hand zur Faust ballen —, sondern besonders für die feinabgestimmten Bewegungsabläufe, die es uns z. B. ermöglichen, mit Messer und Gabel umzugehen oder ein Stück Papier aufzuheben. Ein solches Stück Papier bietet uns bereits Gelegenheit für einige Übungen, um die Beweglichkeit zu verbessern bzw. sie nach Verletzung oder Erkrankung wiederzuerlangen: Beispielsweise, indem Sie es zunächst einmal zu einem festen Knäuel formen und dieses anschließend zwischen beiden Handflächen hin- und herrollen,

oder indem Sie es einfach zerreißen, weil das ein Festhalten des Papiers voraussetzt. Eine andere Übung, um die Beweglichkeit der Fingergelenke zu fördern, besteht darin, die Fingerspitzen abwechselnd an den Daumen heranzuführen (siehe Abb. auf Seite 34).

Übungen für Rücken und Wirbelsäule: siehe Seite 52

Bein-Übungen: Sie werden üblicherweise in Rückenlage ausgeführt, so auch die folgende (siehe Seite 35): Sie heben zunächst das gestreckte Bein bis zu einem Winkel von höchstens 45° und halten es zirka fünf Sekunden in dieser Stellung. Anschließend beugen Sie das Knie und versuchen, mit Ihrem Oberschenkel den Bauch zu berühren. Nun wiederholen Sie diese Übung auch mit dem anderen Bein.

Sollte diese Übung für Sie aus irgendeinem Grund zu schwierig sein, so gibt es, zumindest um das Kniegelenk zu trainieren, eine einfachere Methode: Sie setzen sich in einen Sessel, schlagen die Beine übereinander und lassen den Unterschenkel auf- und abschwingen. Andere Beinübungen werden mit Hilfe von Gewichten durchgeführt; sie erfordern jedoch fachkundige Anleitung. — Es gibt eine ganze Reihe spezieller Übungen für die einzelnen Gelenke bzw. Gelenk-Gruppen. Es würde jedoch den vorgegebenen Rahmen sprengen, sie hier alle zu beschreiben. (Weitere Übungsprogramme finden Sie z. B. in „Overcoming Arthritis" von Dr. Frank Dudley Hart.) Ich hoffe, daß ich Sie mit meinen Ausführungen davon überzeugen konnte, daß körperliche Betätigung auch bei rheumatischen Erkrankungen ungefährlich, ja sogar nützlich ist. Voraussetzung ist jedoch, daß die entsprechenden Übungen keine allzu starken Schmerzen verursachen und man dabei nicht übertreibt! Sollten Sie Zweifel haben, sprechen Sie mit Ihrem Arzt.

Lernen Sie, mit rheumatischen Beschwerden fertig zu werden

Wie ich bereits erwähnt habe, empfinden nicht alle von uns Schmerz auf die gleiche Weise. Wenn es nun darum geht, die Schmerzen einer chronischen rheumatischen Erkrankung, wie etwa (Osteo-)Arthritis oder primär chronischer Arthritis, zu bewältigen, macht es daher einen großen Unterschied, ob jemand eine hohe oder nur geringe Schmerz-

Übungen für die Kopf- und Halsregion: 1a und b: Drehen Sie Ihren Kopf langsam zuerst nach rechts, dann nach links. Steigern Sie allmählich die Zahl der Wiederholungen, je leichter Ihnen die Übung mit der Zeit fällt.

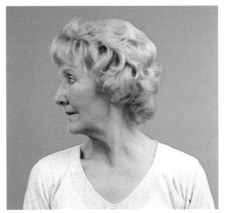 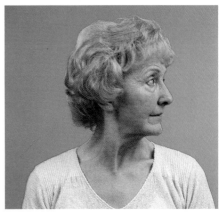

2a und b: Legen Sie zunächst Ihren Kopf langsam zurück, senken Sie ihn anschließend, und versuchen Sie, mit dem Kinn die Brust zu berühren. Die Schultern bleiben dabei gerade.   3a und b: Legen Sie Ihren Kopf abwechselnd so weit nach rechts und links, wie Ihnen das ohne Anstrengung möglich ist. Halten Sie auch jetzt die Schultern wieder gerade.

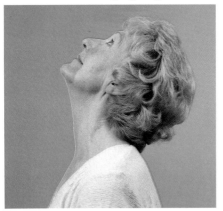 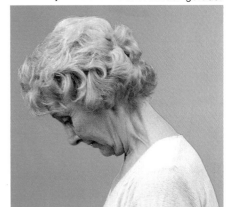

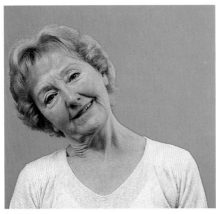 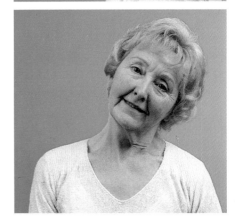

Übungen für Schultern und Arme: Zunächst liegen beide Arme seitlich am Körper. Nun heben Sie einen Arm hoch und senken die Hand anschließend bis zum Nacken oder tiefer, wenn Ihnen das möglich ist. Jetzt führen Sie Ihren Arm wieder zur Seite und gleiten dann mit der Hand den Rücken aufwärts. Wiederholen Sie die Übung mit dem anderen Arm.

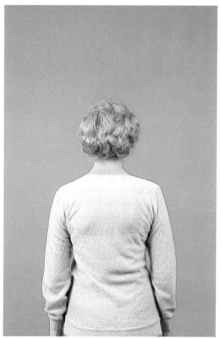
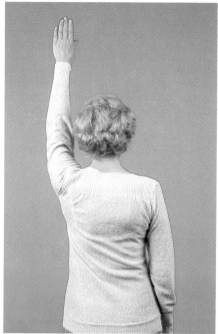
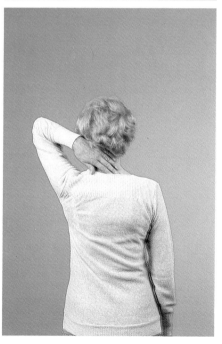
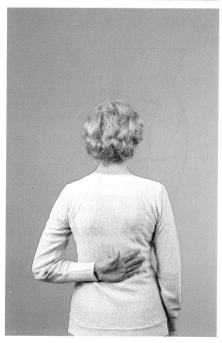

Übungen für Hände und Finger: 1a und b: Knüllen Sie ein Stück Papier langsam zu einem festen Knäuel.

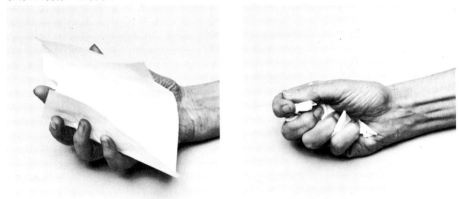

1c und d: Breiten Sie ein Stück Papier zwischen Ihren gestreckten Fingern aus. Auch das Zerreißen von Papier ist eine gute Übung.

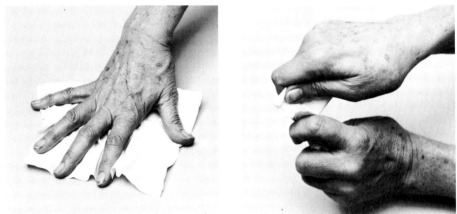

2a und b: Bilden Sie zunächst mit Daumen und kleinem Finger einen Kreis, und lassen Sie anschließend den Daumen am kleinen Finger nach unten gleiten. Wiederholen Sie die Übung mit jedem Finger.

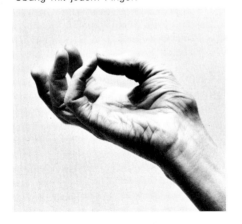
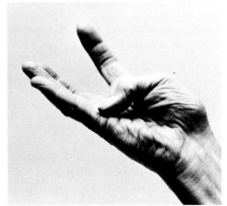

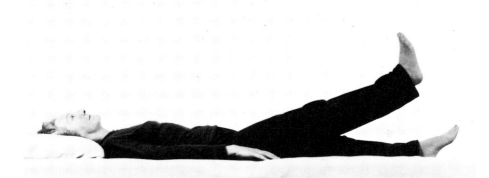

Heben Sie das Bein bis zu einem Winkel von maximal 45°, zählen Sie langsam bis fünf, und führen Sie anschließend das Knie an die Brust heran. Dann senken Sie langsam das Bein und wiederholen die Übung mit dem anderen.

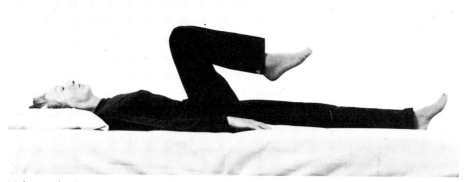

Toleranz besitzt. Unsere Geisteshaltung ist dabei von größter Bedeutung: Sind Sie optimistisch und positiv eingestellt, so werden Ihnen die Schmerzen als eine wesentlich geringere Belastung erscheinen, als wenn Sie pessimistisch und unter ständigen Zweifeln an sie herangehen. Die in Kapitel 2 beschriebenen „Tricks", eine bewußte Schmerzempfindung zu verhindern, können hier für Sie von großem Nutzen sein. Das gilt besonders für jene Methode, sich mittels verschiedenster Beschäftigungen, sei es jetzt Stricken, Fernsehen, Lesen oder leichte Gartenarbeit, abzulenken.

Möglicherweise werden Sie auch gezwungen — wie mein Patient Joe —, Ihre Lebensgewohnheiten in manchen Belangen zu ändern. Früher oder später werden Sie aber erkennen, daß Ihnen die Bewältigung des Alltags leichterfällt, wenn Sie die kleinen Unannehmlich-

keiten und anfänglichen Ärgernisse, die sich aus einer solchen Umstellung ergeben können, in Kauf nehmen. Nicht zuletzt bietet uns auch die ständige Entwicklung neuer Geräte und Behelfe, vor allem im Haushalt, immer wieder Erleichterungen, die es uns gestatten, Kraft und Nerven zu sparen. Wertvolle Hilfe können auch Beschäftigungstherapeuten leisten. Sie können uns bei der Umstellung auf andere Lebensgewohnheiten beraten und uns durch spezielle Übungsprogramme zur Reaktivierung von verletzten bzw. erkrankten Armen und Beinen wieder ein weitgehend „normales" Leben ermöglichen.

Andere gebräuchliche Methoden, die durchaus hilfreich sein können, z. B. Muskelentspannung, Wärme-Behandlung, Massage oder Akupunktur, werden in den beiden letzten Kapiteln beschrieben.

35

4. RÜCKENSCHMERZEN

Die Anatomie der Wirbelsäule

Um Unklarheiten zu vermeiden, verwende ich folgende Begriffe: „Halswirbelsäule" — sie ist jener Teil der Wirbelsäule im Hals- bzw. Nackenbereich; „Brustwirbelsäule" — sie umfaßt jenen Wirbelsäulen-Abschnitt, der mit unseren Rippen in gelenkiger Verbindung steht; daran schließt — etwa von der Taille abwärts — die „Lendenwirbelsäule" an. Der „verlängerte Rücken" umfaßt schließlich die untere Hälfte der Lendenregion, das Kreuzbein, das durch die Verschmelzung der fünf Kreuzbeinwirbel entstanden ist, sowie das Steißbein.

Unsere Wirbelsäule ist nun aus diesen Wirbeln aufgebaut, die untereinander durch kleine Gelenke verbunden sind. Sie ermöglicht es uns z. B. erst, aufrecht zu stehen, dient aber u. a. auch dem Schutz des lebenswichtigen Rückenmarks, das von ihr röhrenförmig umschlossen wird. Die Wirbelsäule muß einerseits beweglich sein, damit wir uns ungehindert beugen und strecken können, andererseits ist jedoch auch ihre Stabilität unerläßlich. Das gilt besonders für drei markante Abschnitte: die Verbindung von Kopf und Halswirbelsäule, jene zwischen unseren Rippen und der Brustwirbelsäule und die Lendenwirbelsäule, auf der großes Gewicht lastet.

Kopf und Halswirbelsäule: Die erste dieser „kritischen" Stellen befindet sich dort, wo unser Kopf durch die beiden obersten Halswirbeln mit der Wirbelsäule verbunden ist. Der erste Halswirbel, der sogenannte Atlas, trägt die Last des Kopfes und ist dafür verantwortlich, daß wir mit dem Kopf nicken können. Der zweite, der sogenannte Axis, besitzt einen zapfenförmigen Fortsatz, der es uns durch die Art seiner Verbindung mit dem Atlas gestattet, den Kopf zu drehen. Natürlich sind diese beiden Gelenke daher einem enormen Verschleiß ausgesetzt und neigen deshalb zu schmerzhaften arthritischen Veränderungen. Außerdem sind sie — man spricht auch vom sogenannten oberen und unteren Kopf-

gelenk — und die umgebenden Bänder durch Unfälle, bei denen der schwere Kopf hin- und hergeschleudert wird, besonders gefährdet. Ein Beispiel hierfür ist das sogenannte „Peitschenschlag-Phänomen", auf das ich noch zurückkommen werde. Das Drehen des Kopfes kann nun durch arthritische Gelenke, aber auch durch starke Muskelverspannungen („steifes Genick") in diesem Bereich erschwert sein. Es ist Ihnen dann kaum möglich, den Kopf zu drehen, und wenn Sie zur Seite schauen wollen, müssen Sie meist den Oberkörper mitbewegen.

Neben dem ersten und zweiten Halswirbel sind auch die anderen fünf für die Beweglichkeit der Halsregion mitverantwortlich. Sie können in einem bestimmten Ausmaß aufeinander gleiten und gewährleisten damit, daß wir unseren Nacken nach vor, zurück und zur Seite beugen können.

Rippen und Brustwirbelsäule: Dieser Teil des knöchernen Skeletts bildet den Aufhängeapparat für die Brustwand. Hier liegen Herz und Lungen. Die Atemtätigkeit erfordert eine bestimmte „Architektur" dieser Region. Ein Ende jeder Rippe steht jeweils mit dem entsprechenden Brustwirbel in gelenkiger Verbindung, das andere ist jeweils am Brustbein (Sternum), das vorne in der Brustmitte liegt, befestigt. Wenn wir nun einatmen, bewegen sich unsere Rippen seitlich nach oben, das Brustbein wird gehoben und nach vorne gestoßen. Dadurch wird der Brustkorb vergrößert, und die durch die Einatmung geblähten Lungen finden ausreichend Platz. Die Brustwirbelsäule soll all diese Bewegungen wie ein festes „Fundament" absichern und ist daher relativ unbeweglich.

Lendenwirbelsäule und Kreuzbein: Dieser untere Wirbelsäulen-Abschnitt überträgt das volle Gewicht des Oberkörpers auf das Becken und die beiden Oberschenkelknochen. Wegen der enormen Belastung kommt es in diesem Bereich immer wieder zu Fehlfunktionen, woraus sich zahlreiche Probleme

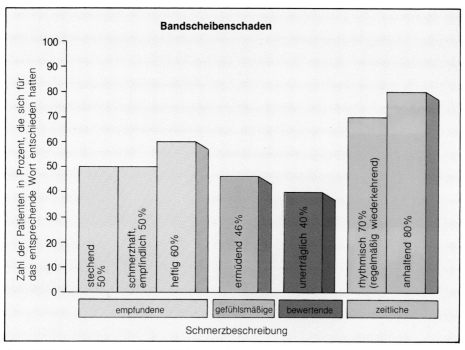

Bandscheibenschaden

Zahl der Patienten in Prozent, die sich für das entsprechende Wort entschieden hatten

100 – 90 – 80 – 70 – 60 – 50 – 40 – 30 – 20 – 10 – 0

stechend 50 %

schmerzhaft, empfindlich 50 %

heftig 60 %

ermüdend 46 %

unerträglich 40 %

rhythmisch 70 % (regelmäßig wiederkehrend)

anhaltend 80 %

empfundene   gefühlsmäßige   bewertende   zeitliche

Schmerzbeschreibung

Die am häufigsten verwendeten Wörter aus dem „McGill-Fragebogen" (Seite 18), zur Beschreibung der Schmerzen bei Bandscheibenschäden (Seite 44).

und vielfältige Schmerzen ergeben können. Man faßt sie gewöhnlich unter dem Begriff „Lumbago" (Hexenschuß) zusammen.

Häufig bezeichnet man diesen Teil der Wirbelsäule auch als sogenannte Lumbosakral-Region. Ihr oberer Abschnitt setzt sich aus den fünf Lendenwirbeln zusammen, die sich untereinander hinsichtlich ihrer Größe und Dicke der einzelnen Wirbelkörper unterscheiden. Sie werden nach unten hin — das heißt mit zunehmender Belastung — mächtiger. An sie schließt das Kreuzbein an, ein relativ großer und massiver Knochen. Es bildet gemeinsam mit den beiden angrenzenden Hüftbeinen den knöchernen Beckenring und überträgt die Last der Wirbelsäule über das Becken auf die beiden Oberschenkelknochen. Zwecks besserer Gewichtsverteilung steht das Kreuzbein sowohl zu den darüberliegenden Lendenwirbeln als auch zu den seitlich anschließenden Hüftknochen in einem bestimmten Winkel. Diese Stellung führt jedoch zu einer außergewöhnlichen Belastung der (relativ straffen) Gelenke zwischen dem Kreuzbein und den Hüftknochen einerseits sowie dem fünften Lendenwirbel andererseits. Unterhalb des Kreuzbeins folgt das Steiß-

bein, das aus vier bis fünf (im Laufe der Stammesentwicklung) verkümmerten Wirbelresten besteht, die starr miteinander verbunden sind. Zum Kreuzbein bleibt meist eine gelenkige Verbindung und damit eine gewisse Beweglichkeit erhalten. Das ist für gebärende Frauen von Bedeutung, weil dadurch beim Austritt des kindlichen Kopfes die Steißbeinspitze zirka zwei Zentimeter nach hinten bewegt und somit der Beckenausgang erweitert werden kann.

Die Wirbel: In der Regel besitzt jeder Wirbel zwei obere und zwei untere Gelenkfortsätze, die überknorpelte Gelenkflächen tragen. Eine Gelenkkapsel verbindet nun immer einen unteren Gelenkfortsatz mit dem oberen des nächstunteren Wirbels zu einem sogenannten Zwischenwirbelgelenk. Durch diese Zwischenwirbelgelenke sind die einzelnen Wirbel miteinander verbunden. Daneben gibt es noch die bereits erwähnten besonderen Gelenke seitlich an den Brustwirbelkörpern für die gelenkige Verbindung mit den Rippen. Alle diese Gelenke sind nun unterschiedlichsten Belastungen ausgesetzt. Sei es durch direkte Verletzungen, wie etwa beim „Peit-

Anatomie der Wirbelsäule

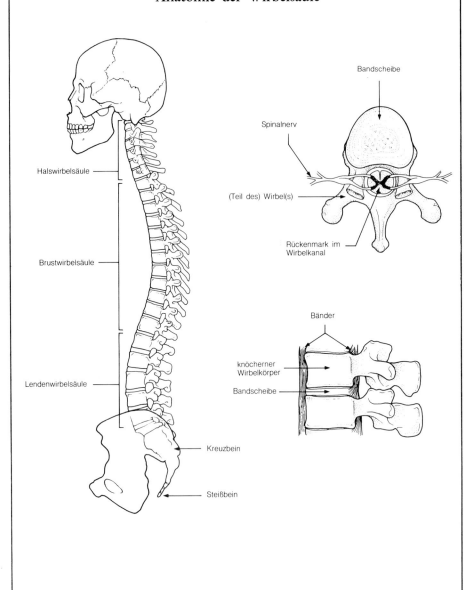

Bandscheibe

Spinalnerv

(Teil des) Wirbel(s)

Rückenmark im Wirbelkanal

Halswirbelsäule

Brustwirbelsäule

Lendenwirbelsäule

Bänder

knöcherner Wirbelkörper

Bandscheibe

Kreuzbein

Steißbein

schenschlag-Phänomen" im Bereich der Halswirbelsäule, sei es durch ungeschicktes Heben (zu) schwerer Lasten oder aufgrund einer Entzündung im Rahmen einer rheumatischen Erkrankung, wie beispielsweise Arthritis (Kapitel 3). Eine Besonderheit der Zwischenwirbelgelenke besteht darin, daß sie von freien Nervenendigungen versorgt werden, die nicht nur von einem, sondern von mehreren Nerven der Umgebung stammen. Kommt es nun im Bereich dieser Gelenke zu Schmerzen, kann daher mitunter der Eindruck entstehen, als erstreckten sie sich — entsprechend dem Versorgungsgebiet dieser Nerven — über ein größeres Gebiet. Die Beschwerden können aber auch ganz spezifisch lokal begrenzt auftreten.

Entlang der gesamten Wirbelsäule erstrecken sich kräftige Muskeln und Bänder, die einerseits die verschiedenen Bewegungen der Wirbelsäule unterstützen und andererseits dazu dienen, sie — und damit auch die einzelnen Wirbel — in ihrer Position zu fixieren. Jede Art von Verletzung, etwa eine Überdehnung oder ein (Ein-)Riß, kann daher beträchtliche Schmerzen verursachen.

Die Bandscheiben (eigentlich: Zwischenwirbelscheiben) sind von größter Wichtigkeit für die Leistungsfähigkeit unserer Wirbelsäule. Es handelt sich dabei um 23 relativ flache Scheiben, die jeweils zwischen zwei Wirbelkörpern

liegen und mit diesen durch eine Knorpelschicht verbunden sind. Sie verleihen der Wirbelsäule eine gewisse Elastizität, die eine Biegung nach allen Richtungen ermöglicht, und wirken bis zu einem bestimmten Grad gleichsam als „Stoßdämpfer". Die Bandscheiben sind zweifellos sehr heikle Bestandteile unseres Körpers. Mit zunehmendem Alter verschlechtert sich ihr Zustand, was naturgemäß eine Einschränkung der ursprünglichen Funktionstüchtigkeit zur Folge hat. Das und oft gleichzeitig auftretende arthritische Veränderungen der Wirbelgelenke führen zu einer zunehmenden Versteifung der Wirbelsäule im Alter.

Jede Bandscheibe besteht aus einem äußeren festen Ring aus kollagenem Bindegewebe und einem weicheren gallertartigen Kern im Zentrum. Dieser steht unter größerem Druck als der Randbereich der Bandscheibe. In der Lendenwirbelregion, auf der ein Großteil unseres Körpergewichtes lastet, sind die Zwischenwirbelscheiben viel stärker als etwa in der Halsgegend. Sie besitzen auch einen größeren Gallertkern. Er wirkt zwischen den einzelnen Wirbeln gleichsam als „Kugellager". Die Bandscheiben sind somit wichtige Bausteine unserer Wirbelsäule, die für deren klagloses Funktionieren unerläßlich sind. Läßt die Festigkeit des äußeren straffen Bindegewebsrin-

Die vier Zwischenwirbelgelenke — zwei obere und zwei untere —, die ein Wirbel jeweils mit den ihm benachbarten Wirbeln bildet. Sie werden von freien Nervenendigungen versorgt.

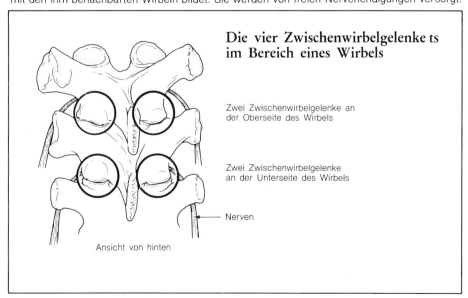

Die vier Zwischenwirbelgelenke ts im Bereich eines Wirbels

Zwei Zwischenwirbelgelenke an der Oberseite des Wirbels

Zwei Zwischenwirbelgelenke an der Unterseite des Wirbels

Nerven

Ansicht von hinten

ges einer Bandscheibe nach, so kann es passieren, daß er über die Ränder der Wirbelkörper herausquillt. In der Folge kann dann — etwa durch Risse in diesen ringförmig angeordneten Fasern — gallertige Substanz austreten und je nach der Austrittsstelle auf das Rückenmark oder auf die seitlich entspringenden Nervenwurzeln drücken und heftigste Schmerzen auslösen. Dieses Geschehen ist unter dem Begriff „Bandscheibenvorfall" allgemein bekannt (siehe Seite 44 bis 48).

Das Rückenmark: Schließlich möchte ich noch kurz auf den wichtigsten Bestandteil der Wirbelsäule eingehen, nämlich das Rückenmark. Gemeinsam mit dem Gehirn bildet es unser Zentralnervensystem. Es verläuft gleichsam als „Fortsetzung" des Gehirns — als äußere Grenze zwischen beiden gilt der Abgang des ersten Halsnervenpaares zwischen Hinterhaupt und erstem Halswirbel — entlang der Wirbelsäule. Und zwar im Wirbelkanal, eingehüllt von den Rückenmarkshäuten — der Fortsetzung der Hirnhäute — und umschlossen vom knöchernen „Schutzwall" der einzelnen Wirbel, der durch die umgebenden Bänder und Muskeln noch verstärkt wird. Alle unsere Nerven, die über den gesamten Körper verteilt sind, entspringen dem Rückenmark. Werden sie in irgendeiner Weise beeinträchtigt, sei es durch Verletzung, Druck oder durch eine Infektion, kann es zur Entstehung von Schmerzen kommen. Aber nicht nur das, denn aufgrund des bereits beschriebenen Phänomens des „fortgeleiteten Schmerzes" führen Beschwerden, deren Ursachen im Bereich der Wirbelsäule selbst liegen, daher häufig zu der Empfindung, als kämen sie aus einer ganz anderen Körperregion. So kann z. B. ein beschädigter Lendenwirbel Schmerzen entlang des ganzen Beines verursachen.

Schmerzen im Bereich der Wirbelsäule: In der überwiegenden Zahl der Fälle von Rückenschmerzen — wobei der Begriff „Rücken" die Region vom Hinterkopf bis zur Steißbeinspitze umfassen soll — handelt es sich nicht um ernste Schmerzen. Damit meine ich, daß sie nicht lebensbedrohlich sind, sie sind aber ohne Zweifel äußerst unangenehm und können zeitweise eine große Behinderung sein. In zirka 99% entstehen Rückenschmerzen durch mechanische Einwirkung, das heißt etwa durch eine Verletzung oder aufgrund von Abnützungserscheinungen.

Wenn wir älter werden, kann sich unser Organismus nicht mehr im gleichen Ausmaß regenerieren wie in unserer Jugend. Auch unsere Muskeln und Bänder sind nicht mehr so elastisch und geschmeidig. Daher ist im Alter die Gefahr, etwa ein Gelenk, das aufgrund von Degenerationserscheinungen ohnehin bereits vorgeschädigt ist, zu überbeanspruchen, viel größer. Glücklicherweise sind die meisten derartigen Beschwerden relativ leicht zu behandeln, und es bedürfen nur zirka 1% aller Fälle von Rückenschmerzen einer strengen Therapie.

„Wie stark sind die Schmerzen?" ist jene Frage, die jeder stellt, aber keiner genau beantworten kann. Wie ich schon gesagt habe, gibt es keine zwei Menschen, die Schmerz in gleicher Weise empfinden. Schmerz ist immer subjektiv. Haben Sie sich etwa das Genick „verrissen", kann es sein, daß die Schmerzen und die Nackenversteifung Sie dazu zwingen, einen Tag nicht zu arbeiten. Passiert das gleiche z. B. Ihrem Nachbarn, muß er vielleicht sogar eine Woche im Bett bleiben, während ein Dritter ähnliche Beschwerden kaum wahrnimmt.

Rückenschmerzen können nicht nur durch äußere Verletzungen entstehen, sondern auch durch Überanstrengung ausgelöst werden oder dadurch, daß man längere Zeit in einer ungünstigen Körperhaltung verharrt. Wenn Sie schon einmal versucht haben, die Zimmerdecke selbst auszumalen, wird Ihnen sicher das steife Genick, das Sie dabei bekamen, in Erinnerung sein. Den Blick ständig nach oben gerichtet und den Kopf stundenlang zurückgebeugt, stellt eine große Belastung für die kleinen Gelenke, die Muskeln und Sehnen der Nackenregion dar. Das Ergebnis sind Beschwerden, die über anfängliche Schmerzen zu einer mehrtägigen Genickstarre führen und schließlich abklingen. Wenn Sie die gleiche Arbeit kurze Zeit später nochmals durchführen, werden sich die Schmerzen sofort wieder einstellen, diesmal allerdings länger anhalten und nur langsam abklingen.

Vermeiden Sie nach Ihrer Genesung unbedingt für einige Zeit besonders jene Tätigkeit, die die Ursache für Ihre Beschwerden war. Bevor Sie wieder damit beginnen, sollten Sie sich sorgfältig darauf vorbereiten. Steigern Sie Ihre Bemühungen schrittweise über Tage oder sogar Wochen. Beginnen Sie zunächst mit leichten Übungen und erhöhen Sie all-

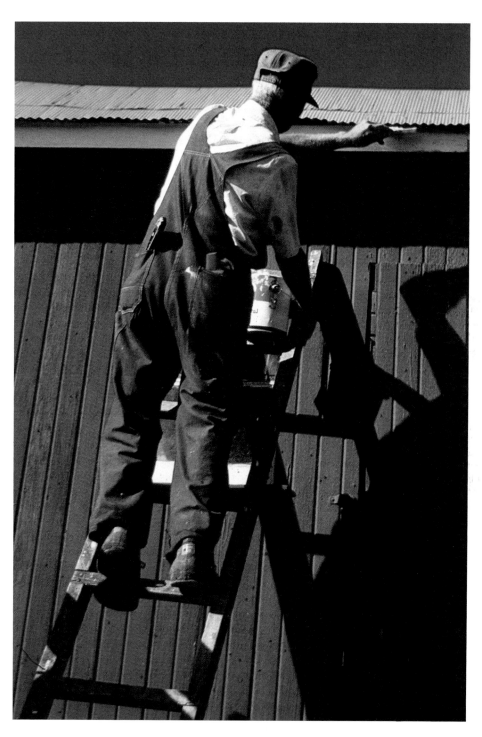

Wenn man lange Zeit in einer ungünstigen Körperhaltung verharrt, können Rückenschmerzen entstehen.

mählich deren Umfang und Intensität, bevor Sie Ihrem Rücken wieder die volle Belastbarkeit zumuten. Ich werde in diesem Kapitel ein passendes Übungsprogramm präsentieren.

Die Diagnose von Rückenschmerzen: Meist sind sie durch nichts anderes als die alltäglichen Belastungen bedingt und bessern sich daher in der Regel bereits nach einer Ruhepause und leichter Gymnastik. Rückenschmerzen können aber auch tiefere Ursachen haben — Verletzungen und Erkrankungen verschiedenster Art — und bedürfen dann einer gezielten Diagnose und Therapie.

Von einem „Syndrom" spricht man, wenn einzelne Krankheitszeichen (Symptome), die für sich allein uncharakteristisch sind, zusammentreffen und damit ein ganz bestimmtes Krankheitsbild kennzeichnen. Erkennt der Arzt ein solches Syndrom, so kann er die richtige Diagnose erstellen.

Solche Syndrome lassen sich auch für die unterschiedlichsten schmerzhaften Zustände im Bereich der Wirbelsäule beschreiben. Die Strukturen, die hier betroffen sein können, beschränken sich im wesentlichen auf Muskeln, Bänder, Knochen, Nerven und das Rückenmark. (Blutgefäße — Arterien und Venen — sind in diesem Zusammenhang nur von untergeordneter Bedeutung.) Aufgrund der unmittelbaren Nähe von Muskeln, Bändern und Knochen zueinander ist die Nervenversorgung dieser verschiedenen Gewebe — jeweils auf ungefähr gleicher Höhe der Wirbelsäule — weitgehend identisch. Der Patient verspürt daher den Schmerz, der sowohl von einer Muskel-, aber etwa auch von einer Bandverletzung stammen kann, an derselben Stelle. Da auch die grundlegenden Symptome die gleichen sind, ist eine richtige Diagnose oft nicht einfach. In diesem Stadium wird der Arzt nun versuchen, andere charakteristische Merkmale des entsprechenden Leidens herauszufinden: „Haben sich die Schmerzen langsam entwickelt, oder sind sie ganz plötzlich aufgetreten?" — „Haben Sie irgendetwas gehört oder gespürt, als es passierte?" — „Haben Sie die Schmerzen ständig oder nur bei einer bestimmten Bewegung?" usw. — Solchen Fragen folgt gewöhnlich eine genaue Untersuchung. „Beugen Sie sich bitte nach links, dann nach rechts..." — „Tut Ihnen das weh? Was passiert, wenn ich hier drücke?" usw. In der Regel ist dieses Vorgehen zwar ausreichend,

gegebenenfalls werden aber auch noch verschiedene medizinische Tests oder z. B. Röntgenaufnahmen angeschlossen. Ist die Diagnose dann gestellt, kann die Behandlung beginnen.

Die häufigsten Ursachen für Schmerzen im Rücken
Entzündung: In diesem Fall entwickeln sich die Schmerzen langsam und bleiben meist den ganzen Tag über bestehen, wobei auch Ruhepausen keine Erleichterung bringen. Sie werden gewöhnlich durch eine Entzündung der kleinen Gelenke im Bereich der Wirbelsäule — der Zwischenwirbelgelenke — verursacht. Die Entzündung ist die (Abwehr-)Reaktion auf eine — wie auch immer geartete — Schädigung dieser Gelenke und stellt gleichsam den ersten Schritt zu deren Regeneration dar. Es kommt zur Gewebeschwellung infolge Flüssigkeitsansammlung sowie zu einer Verdickung und Versteifung der die Gelenke jeweils umgebenden Gelenkkapseln. Die Folge ist eine schmerzhafte Bewegungseinschränkung. Wiederholte Entzündungen sind allerdings häufig die Vorzeichen einer beginnenden Osteoarthritis (siehe Seiten 26 bis 28). In der Halsregion ist oft nur ein Gelenk betroffen, im Bereich der Lendenwirbelsäule sind es üblicherweise mehrere.

Blockierte Gelenke: Sie entstehen oft durch Verdrehungen der Wirbelsäule. Der Schmerz tritt meist plötzlich auf, und man weiß im gleichen Augenblick, daß eine momentane Bewegung die Ursache dafür war. Ein blockiertes Gelenk führt zu anhaltenden Schmerzen, die stärker werden, wenn man sich bewegt. Man kommt als Betroffener auch sehr bald dahinter, welche Bewegungen man vermeiden muß, um das Blockieren eines Gelenks zu verhindern. Obwohl gewöhnlich das Kniegelenk am häufigsten betroffen ist, kann man eine derartige Blockierung auch bei manchen Zwischenwirbelgelenken finden, wenn sich ihre einander gegenüberliegenden Gelenkfortsätze ineinander „verkeilen". Normalerweise fällt es einem auch leichter, sich hinunterzubeugen, als sich aufzurichten. In allen Gelenken befindet sich eine geringere Menge an Flüssigkeit, die u. a. als Gleitmittel für die Gelenkflächen dient. Wird sie nun z. B. durch eine zu heftige Drehbewegung der Wirbelsäule zwischen den beiden Gelenkflächen herausgepreßt, so ist eine Blockierung des entsprechenden Gelenks sehr wahrscheinlich. Im Bereich der Wirbelsäule sind vor allem die Rippenwirbelgelenke und die Zwischenwirbelgelenke von dieser Form der Rückenschmerzen betroffen.

Ist es zur Blockade eines Gelenks gekommen, kann man durch sehr vorsichtige Bewegungen versuchen, sie zu lösen. Gelingt das nicht oder ist es zu schmerzhaft, so kann entweder durch die fachgerechte Manipulation eines Orthopäden oder durch Injizieren von Flüssigkeit in das Gelenk Abhilfe geschaffen werden.

Riß-Verletzungen: Durch abrupte oder ungeschickte Bewegungen kann es zu Muskel-, Bänder- und Sehnenrissen kommen, wobei augenblicklich Schmerzen entstehen. Allerdings ist ein Abriß im eigentlichen Sinne sehr selten. Bei einem Sehnenriß z. B. kommt es tatsächlich viel häufiger vor, daß die Sehne an der Stelle, an der sie am Knochen ansetzt, eine Knochenabsplitterung verursacht. Mit anderen Worten — es ist eigentlich der Knochen, der nachgibt, und nicht die Sehne selbst. Entscheidend ist immer das Ausmaß der Krafteinwirkung sowie der Zustand der Sehne. Denn oft ist es eine frühere Verletzung, die unbemerkt über einen längeren Zeitraum bleibt und schließlich den Riß der Sehne begünstigt. Reißt ein Muskel oder ein Band, so kommt es zu einer Knotenbildung, die man tasten kann und die unter der Haut als leichte Erhebung sichtbar ist. Es treten umgehend starke Schmerzen auf, die bei jeder Bewegung noch schlimmer werden.

Riß-Verletzungen entstehen meist nach vorangegangener übermäßiger Muskelanstrengung und durch Traumen, das heißt durch Verletzungen infolge Gewalteinwirkung von außen — besonders bei Sportlern. Die Achillessehne, die an der Rückseite des Unterschenkels zur Ferse zieht, ist am häufigsten davon betroffen. Derartige Verletzungen sprechen auf Ruhigstellung und leichte Übungen an. Ich werde später in diesem Kapitel darauf zurückkommen.

Schlechte Haltung und Mißbildungen der Wirbelsäule: Schlechte Haltung beim Sitzen ist die wahrscheinlich häufigste Ursache für Rückenschmerzen, die durch stundenlanges Lesen oder Maschineschreiben noch verstärkt werden können. Weite Strecken mit dem Auto zu fahren, kann ebenfalls zu Schmerzen

besonders im oberen Abschnitt der Wirbelsäule führen, weil der Kopf meist für lange Zeit in einer Stellung verharrt. Ich habe vorher das Ausmalen einer Zimmerdecke erwähnt; aber einige Stunden — in einem schrägen Winkel zum Bildschirm — vor dem TV-Apparat zu sitzen, ist eine ebenso gute Voraussetzung dafür, sich ein steifes Genick einzuhandeln. Eine unkorrekte Körperhaltung beim Stehen kann natürlich auch Rückenschmerzen auslösen. Lernen Sie, gerade zu stehen und Ihr Gewicht gleichmäßig auf beide Beine zu verteilen. Vermeiden Sie es, im Stehen nur ein Bein zu belasten. Wenn Sie es tun, wechseln Sie zumindest immer wieder von einem aufs andere. Ein einfacher und bewährter Test, um zu sehen, ob Sie richtig stehen, ist der, ein Buch auf dem Kopf zu balancieren. Stehen Sie gekrümmt oder zur Seite geneigt, wird es herunterfallen!

Außerdem gibt es — in der Regel geringfügige — Fehlhaltungen, die durch zu starke Krümmungen der Wirbelsäule verursacht werden. Die gesunde Wirbelsäule ist in ganz bestimmter Weise gekrümmt. Eine sogenannte Kyphose („Rundrücken") findet sich im Bereich der Brustwirbelsäule und des Kreuzbeins. Man versteht darunter eine nach hinten konvex gekrümmte Wirbelsäule. In der Hals- und Lendenwirbelregion besteht eine nach vorne konvexe Krümmung; man spricht hier von einer Lordose („Hohlrücken"). Normalerweise gibt es auch geringe Biegungen der (gesunden) Wirbelsäule nach links und rechts (wenn man von vorne oder hinten daraufschaut), was man als Skoliose bezeichnet. Sind diese Krümmungen nun zu stark oder zu schwach ausgeprägt, so kann es unter starker Belastung zu Muskelschmerzen kommen. Ist eines Ihrer Beine nur ein wenig kürzer als das andere — und das trifft für jeden vierten von uns zu —, so können ebenfalls Schmerzen im Rücken entstehen. Jeder, der von einem dieser Probleme betroffen ist, sollte daher ganz besonders darauf achten, aufrecht zu stehen und richtig zu sitzen. Zusätzlich können Übungen zur Stärkung der Rückenmuskulatur helfen (siehe Seite 52).

Schließlich noch zu einem Zustand, bei dem es (aufgrund einer Verknöcherungsstörung) zu einer unvollständigen Verknöcherung des Wirbelbogens kommt; man spricht von einer sogenannten Spondylolisthesis oder von Wirbelgleiten. Ein solcher Spalt im Wirbelbogen kann unter Umständen auch durch

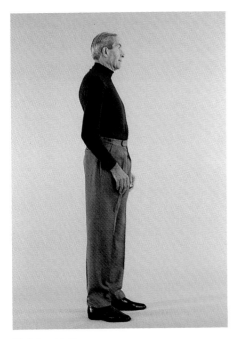

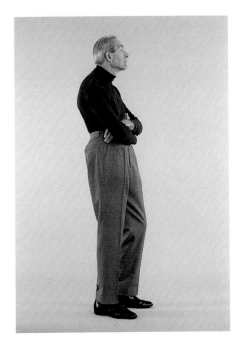

Richtige Haltung

Verletzungen, wie etwa durch einen Schlag oder Stoß, entstehen. Der betroffene Wirbel kann nun abgleiten, zu einer Überdehnung umgebender Bänder führen und dadurch Schmerzen verursachen. Gelegentlich ist ein chirurgischer Eingriff notwendig, um die entsprechenden Knochenteile wieder zusammenzufügen. Sehr oft treten allerdings auch nur geringe Beschwerden auf oder fehlen überhaupt.

Dies sind einige der häufigsten Ursachen für Schmerzen im Bereich der Wirbelsäule. Ich werde nun näher auf ganz typische Zustände eingehen.

Der Bandscheibenschaden: Was man im allgemeinen als Bandscheibenvorfall bezeichnet, ist die häufigste Ursache für heftige Rückenschmerzen. Jährlich ist eine unter 200 Personen davon betroffen, zwei Drittel davon sind Männer. Gewöhnlich treten die Schmerzen plötzlich auf, sie können aber auch über einige Stunden hindurch ständig zunehmen, bis es schließlich kaum mehr möglich ist, sich ungehindert zu bewegen. Ja, manche Bewegungen sind überhaupt undurchführbar. Das einzige, was Sie in dieser Situation tun können, ist, sich ins Bett zu legen. Meist ist es aber unmöglich, auf „normale" Weise wieder aufzu-

Schlechte Haltung

stehen. Mitunter ist es notwedig, sich zuerst auf eine Seite zu drehen, anschließend die Beine aus dem Bett gleiten zu lassen, um sich dann gleichzeitig aufrichten zu können. Dennoch ist das Bett bei derartigen Beschwerden der beste „Aufenthaltsort".

Die Schmerzen entstehen dadurch, daß der im Zentrum jeder Bandscheibe befindliche Gallertkern durch den äußeren Faserring hindurchbricht und nun entweder auf das Rückenmark oder auf eine der seitlich entspringenden Nervenwurzeln drückt. Man bezeichnet das als Bandscheibenvorfall. In der Folge kommt es rasch zur Entzündung und Schwellung des umliegenden Gewebes und damit zu einem weiteren Anwachsen der Schmerzen. Einige Tage Bettruhe führen zu einem Rückgang der Schwellung und dies wiederum zu einem Abklingen der heftigen Beschwerden. Gelegentlich gelangt die Bandscheibe (durch eine zufällige Bewegung) von selbst wieder an ihren Platz, wodurch die Schmerzen genauso plötzlich verschwinden, wie sie begonnen hatten. Normalerweise bemerkt man das auch, indem man das „Wieder-Einschnappen" meist registriert.

Ein Bandscheibenschaden kann z. B. durch das Heben einer Last bei ungünstiger Körperhaltung entstehen.

Das war es auch, was Jim, einem meiner Patienten, passierte: „Ich war gerade dabei, einen Rasenmäher aus meinem Wagen auszuladen, und mußte ihn zu diesem Zweck über die Ladeklappe heben. Obwohl ich mit dem Gewicht an sich keine Probleme hatte, war es schwierig, das Gerät richtig zu fassen. Ich hätte durchaus jemanden um Hilfe bitten können, aber da ich ungeduldig war, versuchte ich es allein. Es gelang mir auch. Doch als ich den Rasenmäher hinstellen wollte, spürte ich, wie ‚etwas‘ in meinem Rücken ‚ausklinkte‘. Im selben Augenblick schoß ein heftiger Schmerz durch meinen Rücken und mein Bein. Ich war nicht in der Lage, mich aus eigener Kraft wieder aufzurichten, und mußte warten, bis meine Frau und mein Sohn mir zu Hilfe kamen. Schließlich hatte ich mich wenigstens so weit erholt, daß ich — unter einiger Anstrengung — das Bett erreichen konnte. Mein Hausarzt diagnostizierte — was wir ebenfalls vermutet hatten — einen Bandscheibenvorfall und verordnete mir vier Tage Bettruhe. Daraus wurden letztlich zwei Wochen, und es dauerte eine weitere Woche, bis ich wieder zur Arbeit gehen konnte."

Dieser Fall ist durchaus nicht ungewöhnlich. Jim hatte bereits mehrmals an Rückenschmerzen gelitten, aber da die Beschwerden bisher immer nur ein bis zwei Tage angehalten hatten, hatte er ihnen weiters keine Beachtung geschenkt. Beim letzten Mal war die Belastung dann allerdings zu groß.

Wie ich bereits beschrieben habe, befindet sich jeweils zwischen zwei Wirbeln eine Bandscheibe. Das heißt, theoretisch kann es in jeder Höhe der Wirbelsäule zu einem Bandscheibenvorfall kommen. In der Praxis sind jedoch nur zwei Abschnitte immer wieder betroffen — die untere Lendenwirbelsäule sowie die Halswirbelsäule. Der Grund dafür ist, daß dort die Beweglichkeit — Drehung, Seitwärtsneigung, Beugung und Streckung — am größten ist. Die Beanspruchung der Lendenwirbelsäule wird außerdem noch dadurch erhöht, daß sie das volle Gewicht unseres Oberkörpers trägt.

Wo man die Schmerzen verspürt: Kommt es zu einem Bandscheibenvorfall, so kann der Druck auf das umgebende Gewebe ausreichen, um entweder in der Nacken- oder Lendenregion heftige sich ausbreitende und anhaltende Schmerzen auszulösen. Drückt die Bandscheibe auf den nächstliegenden Rückenmarksnerv, so erstrecken sie sich auch auf jenen Bereich, der von diesem Nerv versorgt wird — mit anderen Worten, der Schmerz wird in dieses Areal „fortgeleitet".

Das heißt, geht er etwa von der Lendenwirbelsäule aus — wie das bei meinem Patienten Jim der Fall war —, so kann er sich entlang der Rückseite des Beines ausbreiten. Es ist dies eine Form von Ischias, denn der Schmerz wird über den Ischiasnerv — den größten Nerv unseres Körpers — weitergeleitet. Ist die Halswirbelsäule betroffen, so erfolgt die Schmerzleitung entlang des Armes über die Armnerven. In Armen und Beinen können sich die Schmerzen bis in die Fingerspitzen bzw. in die Zehen erstrecken. Es müssen jedoch nicht immer regelrechte Schmerzempfindungen sein, unter Umständen verspürt man dort lediglich ein Prickeln oder Kribbeln. Das hängt davon ab, wie stark der Druck ist, den die Bandscheibe auf den entsprechenden Nerv ausübt, und davon, um welche Phase eines Bandscheibenschadens es

Drückt eine Bandscheibe auf einen Spinalnerv im Bereich der Lendenwirbelsäule, so kann sich der dadurch ausgelöste Schmerz entlang der Rückseite des Beines ausbreiten.

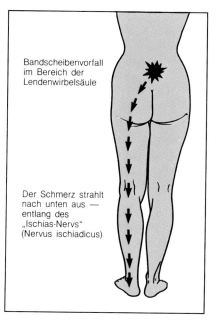

Bandscheibenvorfall im Bereich der Lendenwirbelsäule

Der Schmerz strahlt nach unten aus — entlang des „Ischias-Nervs" (Nervus ischiadicus)

45

sich handelt. In einem „frühen Stadium", das heißt nach einem plötzlichen Vorfall, muß man mit heftigen Schmerzen rechnen, während eine nur langsam fortschreitende Verformung einer Bandscheibe eher zu dem oben genannten Kribbeln führen wird.

Die Diagnose des Bandscheibenschadens: Dadurch, daß eine „verrutschte" Bandscheibe auf einen Nerv drückt, verhindert sie auch dessen einwandfreie Funktion. Das zeigt sich u. a. in einer Veränderung unserer Reflexe. Hat ein Arzt Grund zur Annahme, daß ein Bandscheibenschaden im Bereich der Lendenwirbelsäule vorliegt, so werden ihn besonders zwei Reflexe interessieren. Zunächst der sogenannte „Patellarsehnenreflex": Wenn der Arzt mit dem Reflexhammer auf eine Muskelsehne etwas unterhalb der Kniescheibe schlägt, schnellt der Unterschenkel gewöhnlich nach vor. — Der zweite ist der sogenannte „Achillessehnenreflex": Dabei kommt es zu einer ähnlichen Bewegung, wenn man bei abgewinkeltem Bein oberhalb der Ferse auf die Achillessehne schlägt. Ist nämlich ein Reflex gestört bzw. verändert, so deutet das auf die Beeinträchtigung bestimmter Nerven hin. Über den bekannten Ursprung dieser Nerven aus dem Rückenmark kann man nun auf die entsprechende verrutschte Bandscheibe schließen. Außerdem macht es sich der Arzt zunutze, daß es sich bei diesen Nerven um sogenannte „gemischte" Nerven handelt. Diese enthalten (neben den sogenannten vegetativen Fasern) sowohl motorische als auch sensible Fasern. Die motorischen Nerven ermöglichen uns willkürliche Vorgänge, das heißt, sie transportieren Informationen („Befehle") vom Gehirn zu unseren Muskeln und lösen dort deren Bewegung aus. — Die sensiblen Nerven leiten dagegen Reize (Empfindungen) aus der Peripherie — z. B. der Haut — ans Gehirn weiter, wo wir sie registrieren. Daher überprüft der Arzt auch eine allfällige Muskelschwäche oder eine eventuell bestehende Gefühllosigkeit bestimmter Hautbezirke, um gegebenenfalls daraus Rückschlüsse auf die Lage der vorgefallenen Bandscheibe zu ziehen.

Wenn die Vermutung naheliegt, daß Sie an einem Bandscheibenschaden leiden, wird Sie Ihr Arzt zunächst fragen, wie die Schmerzen begonnen haben und ob ähnliche Beschwerden bereits früher aufgetreten sind. Er wird die Schmerzen lokalisieren, Ihre Reflexe beur-

teilen und Ihre Sensibilität testen, indem er überprüft, ob Sie z. B. einen Nadelstich oder ganz leichte Berührungen der Haut wahrnehmen. Sind schließlich alle diese Fakten erhoben, so ist im allgemeinen eine ziemlich genaue Beurteilung eines bestehenden Bandscheibenvorfalls möglich, auch darüber, in welcher Höhe der Wirbelsäule er sich befindet.

Nichtchirurgische Behandlung des Bandscheibenschadens: Die Art Ihrer Behandlung wird sich danach richten, ob eine frische, erstmals aufgetretene oder aber eine länger zurückliegende Verletzung vorliegt, die in größeren Abständen immer wieder akut wird. Eine Möglichkeit ist die Verordnung von Bettruhe, Hitzebehandlung (siehe Kapitel 12) und schmerzstillenden Mitteln (siehe Kapitel 10) für mindestens drei Wochen. Etwa 90% jener Patienten, die das erste Mal von diesem Leiden betroffen sind, erholen sich allein aufgrund einer dreiwöchigen Bettruhe.

Nach der extrem schmerzhaften akuten Phase des Bandscheibenvorfalls kann die fachgerechte Manipulation eines Orthopäden manchmal dazu führen, daß die verrutschte Zwischenwirbelscheibe wieder in die richtige Position zurückgleitet (siehe Seite 54). Man kann auch versuchen, die Schmerzen mit Hilfe einer anderen Methode zu lindern. Dabei wird das Körpergewicht des Patienten dazu benützt, den Abstand zwischen den einzelnen Wirbeln durch Entlastung zu vergrößern. Zu diesem Zweck werden seine Beine am Fußende eines Spezialbetts fixiert und der Fußteil dann angehoben, so daß sich das Gewicht des Patienten zum Kopfende hin verlagert. Dadurch wird (besonders) die (Lenden-)Wirbelsäule entlastet und somit der Druck auf die betroffene Bandscheibe und den entsprechenden Nerv verringert. Dies hat letztlich ein Nachlassen der Schmerzen zur Folge. Mit bestimmten Geräten ist es auch möglich, einen kontrollierten, nur kurzzeitigen, aber stärkeren Zug auf die Wirbelsäule auszuüben. Diese sogenannten Extensionsverfahren werden in Spitälern und in der Physiotherapie angewendet und sollten ausschließlich dem Fachmann vorbehalten bleiben.

Ist eine dieser Behandlungsmethoden erfolgreich, so kann das zwei Ursachen haben: Die Bandscheibe kehrt entweder wieder an ihren angestammten Platz zurück und drückt daher nicht mehr auf die nächstliegende Nervenwurzel, oder dieser Nerv selbst rutscht durch die Manipulation seitlich unter der Scheibe weg, wodurch ihr Druck auf ihn stark vermindert wird. In beiden Fällen nehmen die Schmerzen zunächst deutlich ab und verschwinden schließlich völlig, so daß einer Rückkehr zum Alltag nun nichts mehr im Wege steht.

Es gibt eine Form des Bandscheibenvorfalls, die eine sehr rasche Behandlung erfordert: Zwar macht jeder Zustand, der die Blasenentleerung behindert, ärztliches Eingreifen notwendig, doch ist dies von noch größerer Bedeutung, wenn als Ursache ein Bandscheibenvorfall vermutet wird. In diesem Fall drückt die Bandscheibe auf jene Nerven, die die Blasentätigkeit regulieren. Unterbleibt eine sofortige Behandlung, so können langanhaltende, mitunter schwere Blasenstörungen die Folge sein. Manchmal kann auch der Darm betroffen sein, doch sind beide Komplikationen nach einem Bandscheibenschaden glücklicherweise relativ selten.

Was kann man tun, wenn die Erstbehandlung keinen Erfolg bringt? Normalerweise ist es möglich, die meisten Diagnosen eines Bandscheibenvorfalls auf „traditionelle" Weise zu stellen — das heißt aufgrund der Angaben des Patienten — und diesen Zustand anschließend wie oben beschrieben zu behandeln. Was kann man aber in jenen relativ seltenen Fällen tun, in denen sich innerhalb von sagen wir drei Wochen keine Besserung einstellt? Es gibt eine Reihe von Möglichkeiten, doch da jeder Arzt einer anderen Methode den Vorzug geben wird, ist es mir unmöglich, allgemein gültige Regeln aufzustellen. Wenn die Diagnose feststeht, eine dreiwöchige Behandlung aber keinen Erfolg gebracht hat, so bevorzuge ich persönlich ein spezielles Röntgenverfahren, die sogenannte Radikulographie, zur Darstellung der Nervenwurzeln. Dabei wird ein wasserlösliches Kontrastmittel in den sogenannten Liquorraum injiziert. Darin befindet sich der Liquor cerebrospinalis, eine Flüssigkeit, die das Rückenmark (und auch das Gehirn) umhüllt, um es vor mechanischen Einwirkungen zu schützen. Das Kontrastmittel breitet sich nun in dieser Flüssigkeit und auch innerhalb der (von der äußeren Rückenmarkshaut gebildeten) taschenartigen Hüllen, die die Nervenwurzeln umgeben, aus. Drückt nun eine Bandscheibe auf eine dieser Wurzeln, so wird der Zugang zu diesen Hül-

len versperrt, und der Liquor — und damit auch das in ihm enthaltene Kontrastmittel — kann dort nicht mehr hineinfließen. Das verwendete Kontrastmittel ist strahlenundurchlässig, das heißt, es hält Röntgenstrahlen ab und führt in der Röntgenaufnahme zur Schattenbildung. Wird nun ein Röntgenbild angefertigt, so ist anstelle der üblichen Darstellung des Kontrastmittels innerhalb dieser Wurzeltaschen nichts zu sehen — ein weiterer Beweis, daß eine Bandscheibenverlagerung vorliegt. Auch andere raumfordernde Prozesse — z. B. Tumore —, die ebenfalls auf Nervenwurzeln oder Rückenmark drücken können, werden bei dieser Methode mitunter sichtbar. Einer der Vorzüge der neu entwickelten wasserlöslichen Röntgenkontrastmittel besteht darin, daß sie über das Blut abtransportiert und bereits nach wenigen Stunden über den Urin zur Gänze ausgeschieden werden. Dadurch, daß also keine Reste davon im Bereich des Rückenmarks zurückbleiben, entstehen keinerlei Folgeschäden. Das heißt, bestehen hinsichtlich des Ergebnisses einer Röntgenuntersuchung Zweifel, so kann sie ohne Bedenken wiederholt werden.

Es gibt auch Röntgenverfahren, bei denen die Injektion eines strahlenundurchlässigen Kontrastmittels an anderen Stellen erfolgt. Beispielsweise direkt in die Bandscheibe selbst, wodurch sichtbar gemacht werden kann, ob ihr äußerer straffer Faserring eingebrochen ist und ein Teil nun etwa in das Rückenmark hineinragt. Das Kontrastmittel kann außerdem in das dichte Venengeflecht, das das Rückenmark umgibt, injiziert werden, wodurch eine „Verrenkung" der Wirbelsäule ebenfalls sichtbar wird — in diesem Fall unter einem anderen Blickwinkel. Alle diese Methoden haben unterschiedliche Bedeutung, und ein Arzt wird immer diejenige bevorzugen, die er hinsichtlich der Durchführung und Interpretation am besten beherrscht.

Ein sehr modernes Verfahren der Röntgendiagnostik ist die Computertomographie, die dem Arzt viel genauere Details liefern kann und daher dort, wo sie zur Verfügung steht, der Kontrastmitteldarstellung oft vorgezogen wird. In den USA ist die Computertomographie die bevorzugte Methode.

Chirurgische Maßnahmen: Wenn sich die Beschwerden durch Bettruhe, Wärmebehandlung, schmerzstillende Medikamente oder die vorhin erwähnten Extensionsverfahren nicht bessern, wenn die Schmerzen immer wieder auftreten oder chronisch werden oder wenn die Blasen- oder Darmtätigkeit beeinträchtigt wird, dann werden chirurgische Maßnahmen der nächste Schritt sein. Jeder Eingriff im Bereich der Wirbelsäule bedeutet eine „große" Operation, in deren Verlauf mitunter Komplikationen entstehen können, weshalb man sich sicher niemals leichtfertig zu einer chirurgischen Intervention entschließen wird. Aber glücklicherweise ist ohnehin nur etwa bei einem unter tausend Patienten, die an Rückenschmerzen leiden, eine Operation unumgänglich.

Diese Operation — die sogenannte Laminektomie — beinhaltet die restlose Entfernung der verletzten Bandscheibe. Um die Bildung von Narbengewebe zu verhindern, das unter Umständen wieder die gleichen Schmerzen verursachen kann wie eine verschobene Bandscheibe, verbinden viele Chirurgen die nun unmittelbar benachbarten knöchernen Wirbel miteinander. Dadurch dauert der Eingriff aber etwas länger, es ergibt sich ein etwas höheres Risiko, auch die postoperativen Schmerzen können stärker sein. Es gibt noch andere Faktoren, die man ins Kalkül ziehen muß, bevor man sich dazu entschließt. Außerdem ist dieser Teil der Wirbelsäule dann unbeweglich, und die dortigen Wirbel und Gelenke sind damit einer größeren Beanspruchung ausgesetzt. Das kann wiederum eine erhöhte Anfälligkeit für zukünftige Verletzungen mit sich bringen.

Nach einer Bandscheibenoperation, die ohne Komplikationen verlaufen ist, hat die Nachbehandlung an unserer Spezialabteilung in Liverpool gewöhnlich folgendes Aussehen: Den Patienten wird zunächst eine nur zwei- bis dreitägige Bettruhe verordnet. Dabei bleibt es ihnen überlassen, sich jene Lage auszusuchen, die ihnen am bequemsten erscheint (normalerweise entscheiden sie sich für die Seitenlage), wiewohl es ihnen zumindest am ersten Tag so oder so kaum möglich ist, sich ohne fremde Hilfe zu bewegen. Bereits an diesem ersten postoperativen Tag beginnt die Physiotherapie. Am dritten Tag können die Patienten meist schon aufstehen und mehrmals für kurze Zeit neben dem Bett sitzen. Am fünften Tag, an dem auch mit speziellen Übungen zur Stärkung der Rückenmuskulatur begonnen wird, sind viele von ihnen bereits imstande, mit fremder Hilfe die ersten Gehversuche zu machen. Normalerweise erfolgt die Entlassung aus dem Krankenhaus et-

wa nach 10 Tagen, unter der Auflage, daß sich die Patienten noch mindestens weitere sechs Wochen schonen müssen. Es wird ihnen außerdem dringend angeraten, auch nach dieser Frist ihren Rücken nicht übermäßig zu beanspruchen — etwa durch Springen, durch das Heben schwerer Lasten in gebückter Haltung oder durch jegliches Verharren in Hockstellung. Von diesen bewußt erteilten Vorsichtsmaßnahmen abgesehen, gelingt es der überwiegenden Mehrheit der Patienten sehr rasch, wieder in den Alltag zurückzukehren.

Spondylose der Hals- und Lendenwirbelsäule: Davon ist vorwiegend die ältere Generation betroffen. Man schätzt, daß die Hälfte aller Menschen, die über 50 Jahre sind, und drei Viertel jener über 65 an Spondylose leiden. Dabei handelt es sich um eine fortschreitende degenerative — hauptsächlich durch zunehmende Verschleißerscheinungen bedingte — Erkrankung der Wirbelkörper und Bandscheiben, besonders im Bereich der Hals- und Lendenwirbelsäule. An den Wirbelkörpern kommt es zur Ausbildung von Zacken und Randwülsten mit Einengungen der Zwischenwirbelräume, in denen die Bandscheiben liegen. Werden die kleinen Zwischenwirbelgelenke, die die Wirbelsäule sozusagen zusammenhalten, von diesem Zustand erfaßt, so spricht man von einer Spondylarthrose. Die übermäßige Abnützung dieser Gelenke kann sich auch auf die benachbarten Weichteile erstrecken. Spondylose kann auf die knöchernen Wirbel und die Gelenke beschränkt bleiben, sich aber auch ausbreiten und beispielsweise eine Reizung der Spinalnerven hervorrufen. Im Gegensatz zur Osteoarthritis (siehe Kapitel 3), mit der sie immer wieder verwechselt wird, tritt Spondylose mit Unterbrechungen, das heißt periodisch, auf und spricht zudem auf Ruhe sehr gut an. Über die Ursachen dieser Krankheit ist nur wenig bekannt, obwohl sie ganz offensichtlich häufig durch Verletzungen, Knochen-Anomalien und Gelenkerkrankungen — wie etwa primär chronische Polyarthritis — ausgelöst wird. Es ist sehr wahrscheinlich, daß Spondylose in den Bandscheiben beginnt und sich ausbreitet, sobald dort die Degeneration eingesetzt hat. Es ist nicht immer möglich, zwischen einer Spondylose der Halswirbelsäule und einem Bandscheibenschaden in dieser Region zu unterscheiden. Zwar kann es zu einem Bandscheibenvorfall natürlich auch bei einer sonst gesunden Wirbelsäule kommen, doch treten beide Zustände häufig gemeinsam auf.

„Behandlung" mittels Halsmanschette: Ich habe bereits erwähnt, daß im Hals- und Nackenbereich der Bewegungsumfang der Wirbelsäule besonders groß ist. Es ist daher nicht verwunderlich, daß es bei einer chronischen Entzündung rund um die Gelenke dieser Region bei Bewegungen zu heftigen Schmerzen kommen kann, die sich z. B. vom Nacken ausgehend über beide Arme erstrecken oder auch den gesamten Hinterkopf erfassen können. Diese Beschwerden können aber verringert werden, indem eine Bewegung der Wirbelgelenke möglichst verhindert wird; das wird durch eine Verspannung der Nackenmuskulatur erreicht — ein Mechanismus der Natur, die Beweglichkeit herabzusetzen, um damit Schmerzen zu lindern! Man bezeichnet das als sogenannte Schonhaltung. Die Muskeln im Nacken sind viel kräftiger ausgebildet als jene seitlich oder vorne am Hals, weshalb wir ihre Verspannung auch viel deutlicher spüren. Unglücklicherweise beginnen uns aber nach einiger Zeit aufgrund des schädlichen Einflusses einer dauernden Kon-

traktion die Muskeln selbst auch zu schmerzen!

Die Behandlung derartiger Beschwerden kann oft durch das Tragen einer Halsmanschette unterstützt werden. Sie schränkt einerseits die Beweglichkeit ein, andererseits hilft sie mit, das Gewicht des Kopfes zu tragen und ermöglicht damit eine Entspannung der Nackenmuskulatur. Dieses Hilfsmittel kann Ihnen Ihr Hausarzt oder etwa ein Orthopäde verschreiben. Das Angebot reicht von weichen Manschetten, die vor allem umfangreiche Bewegungen einschränken sollen, bis zu solchen aus sehr festem und starrem Material, die Kopf und Hals vollkommen fixieren. Wenn es Ihnen Erleichterung schafft, sollten Sie die Manschette tragen, wann immer Sie Beschwerden haben. Spüren Sie keinen Unterschied, lassen Sie sie weg! Denn obwohl die Schmerzen zu Beginn ziemlich heftig sein können, lassen sie zum Glück in der Regel nach ein paar Wochen nach.

„Behandlung" mittels eines orthopädischen Korsetts: Eine Spondylose der Lendenwirbelsäule hat im wesentlichen die gleichen Ursachen wie der entsprechende Prozeß in der

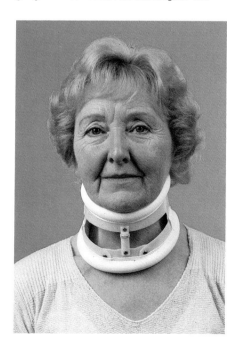

Eine Halsmanschette schränkt die Bewegungen in der Hals-Nacken-Region ein.

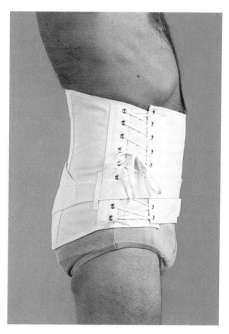

Ein Korsett zur Entlastung der Lendenwirbelsäule bei Spondylose.

49

Halsregion. Da auf der Lendenwirbelsäule jedoch ein Großteil unseres Körpergewichtes lastet, ist eine Spondylose hier fast immer mit einem Bandscheibenschaden verbunden. Die große Ausnahme bilden direkte Verletzungen der Zwischenwirbelgelenke, in deren Folge sie auch ohne Beteiligung der Bandscheiben entstehen kann. So wie im Fall einer Halswirbel-Spondylose eine Manschette Erleichterung schaffen kann, wird man beim gleichen Problem in der Lendenregion mitunter ein Korsett verwenden, das z. B. von einem Orthopäden oder auch einem Neurochirurgen verordnet werden kann. Es ist ziemlich starr und muß der betroffenen Körperpartie unbedingt eng anliegen, um wirklich festen Halt bieten zu können. Der Rat, den ich vorhin zur Anwendung der Halsmanschette gegeben habe, gilt ebenso für die eines Korsetts, doch sollten beide nie länger als sechs Wochen getragen werden. Statt dessen sollte man mit leichten Übungen zur Kräftigung der Muskulatur beginnen, um auf diese Weise den Stützapparat wieder zu stärken.

Zur Behandlung der Spondylose stehen uns aber auch noch andere Möglichkeiten zur Verfügung. Ihr Arzt wird eventuell mit Injektionen in das betroffene Gelenk beginnen und zunächst abwarten, ob es dadurch zu einer Besserung sowohl der Schmerzen als auch der bislang eingeschränkten Beweglichkeit kommt. Eine solche Injektion enthält gewöhnlich ein Gemisch aus einem Lokalanästhetikum und einem steroidalen Langzeit-Antiphlogisticum, das ist ein spezielles entzündungshemmendes Medikament mit lang anhaltender Wirkung. Sie werden sie entweder in der Ordination Ihres Hausarztes bzw. eines Facharztes erhalten, mitunter aber auch im Spital, unter röntgenologischer Kontrolle. In vielen Fällen führt bereits eine einzige derartige Injektion zu einer wochenlangen Erleichterung. Haben Schmerzen und Entzündung nachgelassen, so können anschließend leichte Übungen (siehe Seite 54 bis 55), Massagen (siehe Seite 110 bis 111) oder die bereits erwähnten Extensionen durchgeführt werden, um ein Rezidiv, das heißt einen Rückfall, möglichst zu verhindern.

Das Peitschenschlag-Phänomen

Es gibt noch andere Situationen, in denen es leicht zu einer Verletzung der Zwischenwirbelgelenke kommen kann. Autounfälle gehören zu den häufigsten Ursachen von solchen Verletzungen. Das Peitschenschlag-Phänomen (auch als Schleudertrauma bezeichnet) entsteht üblicherweise bei Auffahrunfällen: Entweder wird der nicht abgestützte Kopf dabei zuerst nach hinten, dann nach vorne und wieder nach hinten geschleudert (wenn ein anderes Fahrzeug von hinten auffährt), oder er wird erst nach vorne und anschließend nach hinten geworfen, wenn man selbst gegen irgendein Hindernis prallt. Durch die ruckartigen und heftigen Schleuderbewegungen ergibt sich für Wirbel, Gelenke, Muskeln und Bänder im Halsbereich eine übermäßige Belastung, in deren Folge es häufig zu schmerzhaften Zerrungen kommt, die auch die Fasern des Halsmarks mit einschließen können.

Das passierte auch meiner Patientin Louisa: Sie war mit ihrem Auto unterwegs, als plötzlich ein anderer Wagen von hinten mit voller Wucht auffuhr. Sie wurde dabei, wie sie sagte, ein wenig „durchgeschüttelt", war aber durchaus in der Lage, die Formalitäten zu erledigen und noch selbst nach Hause zu fahren. „Etwa eine Stunde später merkte ich, daß mein Nacken schmerzte, und in der Nacht wurde ich durch heftige Schmerzen — dort, wo Kopf und Hals miteinander verbunden sind — geweckt. Ich konnte den Kopf kaum bewegen, und der Schmerz erstreckte sich bald über den gesamten Hinterkopf sowie auch über den Hals."

Louisa unterzog sich einer röntgenologischen Untersuchung. Zum Glück war kein Bruch festzustellen. Für einige Tage litt sie an sehr starken Schmerzen, die aber dann nach und nach abklangen. Beträchtlichen Anteil daran hatte sicher auch eine Halsmanschette, obwohl Louisa sie zuerst aufgrund der enormen Schmerzempfindlichkeit fast nicht ertragen konnte. Ich sah sie ein paar Monate später, und es bestanden immer noch gewisse Schmerzen und eine eingeschränkte Beweglichkeit. Eine Injektion — wie ich sie vorhin im Zusammenhang mit Spondylose beschrieben habe — in die oberen Zwischenwirbelgelenke, kombiniert mit einer anderen in die kleinen Muskeln und Bänder im Bereich der Schädelbasis, brachte eine deutliche Erleichterung. Nach weiteren drei Monaten hatten sich die Schmerzen und auch die Nackensteifigkeit schließlich gelegt.

Eine ähnliche Geschichte hatte mir Kevin erzählt, dessen Auto von einem zweiten seitlich gerammt worden war. „Meine Schmerzen begannen wenige Stunden nach dem Unfall. Ich verspürte sie auf einer Seite des Rückens und genau oberhalb meines Hinterteils. Seltsamerweise hatte ich die stärksten Schmerzen auf der vom Anprall abgewandten Seite — als hätte ich mir bei einer plötzlichen Drehung den unteren Abschnitt der Wirbelsäule verrenkt. Meine Beschwerden blieben über viele Monate hindurch bestehen, so daß mich die Leute in meiner Umgebung schließlich entweder für einen Simulanten oder einen Neurotiker hielten." — Weit von jedem eingebildeten oder vorgetäuschten Schmerz entfernt, stellte sich bei Kevins Untersuchung heraus, daß seine Verletzung im Übergangsbereich zwischen Lendenwirbelsäule und Kreuzbein — der sogenannten Lumbosakralregion — lag. Das Gebiet über seinem Kreuzdarmbeingelenk, sein Gesäß sowie eines der Zwischenwirbelgelenke der Lendenregion erwiesen sich als extrem druckschmerzhaft. Wiederholte lokale Injektionen führten zu einer deutlich spürbaren Besserung der Beschwerden.

„Nervenschmerzen" im Kopf- und Halsbereich"

Die sogenannte Suboccipital-Neuralgie („Nervenschmerz unterhalb des Hinterhaupts") ist die Ursache gar nicht so seltener Beschwerden im Bereich der oberen Nackenhälfte und des Hinterkopfes. Sie geht vom großen Hinterhauptsnerv (Nervus occipitalis major) aus, der sich vom zweiten Halswirbel aufwärts über den Hinterkopf erstreckt und seitlich bis hinter die Ohren reicht. Sie findet sich vorwiegend bei älteren Menschen, kann aber auch jüngere Altersgruppen betreffen, insbesondere nach einem Peitschenschlag-Phänomen, wie ich es vorhin beschrieben habe. Gewöhnlich bestehen Druckempfindlichkeit im Versorgungsgebiet dieses Nervs sowie erhebliche Beschwerden bei Bewegungen des Kopfes. Die Schmerzen können sich manchmal auch nach vorne verlagern und schmerzhafte Prozesse im Bereich der Augenhöhlen vortäuschen.

Dieses Syndrom der Suboccipital-Neuralgie ist zwar weithin bekannt, doch lassen sich in der Regel weder Fehlbildungen der Wirbel noch Weichteilanomalien finden. Dennoch wird ein Arzt bei Auftreten charakteristischer Schmerzen gut daran tun, eine Röntgenuntersuchung von Kopf und Hals durchführen zu lassen, vor allem um sicherzugehen, daß keine angeborene Mißbildung der gelenkigen Verbindung zwischen beiden vorliegt.

Zur Behandlung dieses Zustandes wird man meist das Tragen einer Halsmanschette für etwa einen Monat empfehlen. Aufgrund der dadurch erzwungenen Ruhigstellung von Kopf und Hals ist ein Abklingen der Neuralgie — und damit der Schmerzen — durchaus möglich. Man kann auch versuchen, durch Injektion eines Lokalanästhetikums (wie man es auch bei Spondylose verwendet) an den großen Hinterhauptsnerv zum Erfolg zu kommen. Führt das zu einer Schmerzlinderung, so wird man zu einem späteren Zeitpunkt eventuell auf eine Injektionslösung mit Langzeitwirkung übergehen, um die Behandlungsintervalle möglichst zu vergrößern. Das bewirkt zwar, daß der bislang schmerzhafte Hautbezirk zum Teil oder auch gänzlich empfindungslos wird, doch viele Betroffenen ziehen das anhaltenden Beschwerden durchaus vor. — Obwohl es natürlich schon ein seltsames Gefühl sein kann, wenn man seinen Kopf auf ein Kissen legt und dieses dann nicht spürt. — So wie bei den bisher beschriebenen Formen von Rückenschmerzen, können auch Wärmebehandlung, Akupunktur, Elektrostimulation und andere einfache Maßnahmen zur Therapie der Suboccipital-Neuralgie versucht werden (Kapitel 11 und 12).

Rheumaknötchen: Eine der häufigsten Ursachen für Schmerzen im Kopf- und Halsbereich sowie in der Lendenregion sind Rheumaknötchen. Sie sind in der Muskulatur lokalisiert, ziemlich deutlich spürbar und außerordentlich schmerzhaft. Sie verursachen zunächst nur eine Verkrampfung und Schmerzen der befallenen Muskelfasern, schließlich wird jedoch der gesamte Muskel und auch die der Umgebung stark druckempfindlich und gelegentlich überaus schmerzhaft. Der Schmerz kann nun über jene Nerven, die in der Nähe der Knötchen verlaufen, weitergeleitet werden. Ist z. B. die Schultermuskulatur betroffen, so können die Schmerzen daher von der Schulter in den angrenzenden Nacken und manchmal sogar bis in den Hinterkopf ausstrahlen. Genauso ist die Schmerzleitung entlang des Armes bis in die Finger möglich.

An zwei Stellen unseres Körpers kommt es bevorzugt zur Bildung der Rheumaknötchen:

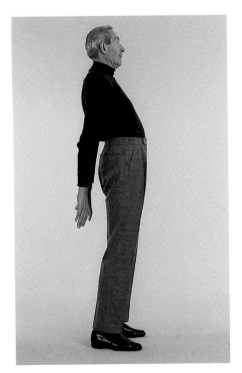
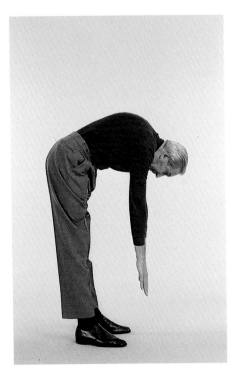

Übungen zur Kräftigung der Rückenmuskulatur 1: Beugen Sie sich langsam so weit zurück, wie Ihnen das ohne Anstrengung möglich ist. 2: Richten Sie sich langsam wieder auf, und beugen Sie sich nun zu Ihren Zehen hinunter, abermals ohne sich dabei anzustrengen. Wiederholen Sie die Übung.
3: Heben Sie Kopf und Schultern so weit hoch, wie es Ihnen ohne Schwierigkeiten möglich ist, und zählen Sie bis fünf. Ruhen Sie sich aus, und wiederholen Sie dann die Übung.

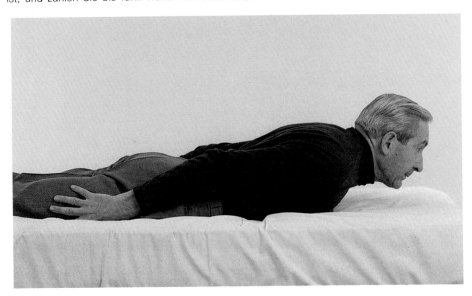

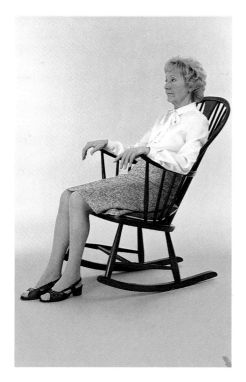

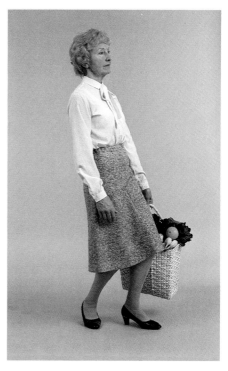

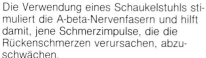

Die Verwendung eines Schaukelstuhls stimuliert die A-beta-Nervenfasern und hilft damit, jene Schmerzimpulse, die die Rückenschmerzen verursachen, abzuschwächen.

Um Schädigungen Ihres Rückens zu vermeiden, ist es wichtig, beim Heben schwerer Lasten in die Knie zu gehen und den Rücken gerade zu halten.

oben an den Schultern sowie im Bereich des Hüftgürtels, am Übergang der Lenden ins Gesäß. Die voraussichtliche Ursache ist in beiden Fällen die gleiche — starke physische Belastung, da diese Regionen gerade jene Muskeln umfassen, die in besonders hohem Maße beansprucht werden. Sie sind z. B. für sämtliche Bewegungen der Arme bzw. etwa das Neigen des schweren Beckens oder das Heben der Beine verantwortlich. Sie werden zudem auch im Zuge unserer täglichen Arbeiten immer wieder überlastet, wobei es unbemerkt häufig zu kleinsten Verletzungen, beispielsweise zu ganz feinen Muskelfaser-Einrissen, kommt. Ist es zu derartigen Schäden gekommen, bildet sich anschließend Narbengewebe, auf dem sich dann Rheumaknötchen entwickeln.

Die **Behandlung** dieser schmerzhaften Knoten ist relativ einfach. In einer früheren Phase sind Ruhe, Massage und Wärmebehandlung (siehe Kapitel 12) normalerweise ausreichend, um eine deutliche Besserung zu erzielen. In fortgeschrittenem Stadium — die Knötchen sind dann größer und schon ziemlich druckempfindlich —, wenn die Schmerzen nicht nur lokal bestehen, sondern bereits massiv in die Umgebung ausstrahlen, führt in der Regel die gezielte Injektion eines Lokalanästhetikums zu einer Eindämmung der Beschwerden. Erfolgt die Injektion in den richtigen, das heißt die Schmerzen auslösenden Knoten, so verschwinden diese schlagartig — gleichzeitig der beste Beweis für eine korrekte Diagnose und Therapie! Oft wird zusätzlich eine geringe Menge eines entzündungshemmenden Medikaments mit Langzeitwirkung injiziert, weil es den Heilungsprozeß gewöhnlich beschleunigt und einem Rückfall vorbeugt.

Anne, eine meiner Patientinnen, hatte das Pech, von einer Leiter zu fallen, und zog sich dabei einen schweren Bluterguß am Rücken zu. Sie erholte sich zwar schließlich von der Verletzung, für die es nach einiger Zeit auch keine äußeren Anzeichen mehr gab, doch hatten sich im darunterliegenden Muskelgewebe erwartungsgemäß zahlreiche Narben gebildet. In der Folge entstanden Rheumaknötchen, die durch eine über einen bestimmten Zeitraum durchgeführte Injektionsbehandlung zwar verschwanden, doch entwickelten sich sehr bald neue Knoten. Obwohl das sehr oft vorkommt, ist die Therapie relativ einfach. Es war daher auch meiner Patientin Anne möglich, ein weitgehend normales und zufriedenes Leben zu führen.

Die Behandlung von Rückenschmerzen

Die bisher genannten Behandlungsvorschläge bezogen sich auf ganz spezielle Krankheitsbilder. Es gibt aber auch eine Reihe allgemeiner Maßnahmen, die bei den meisten Formen von Rückenschmerzen angewendet werden können.

Treten sie zum ersten Mal auf, so ist es am allerbesten, durch unverzügliche Bettruhe den Rücken möglichst ruhig zu stellen. Doch ist eine absolute Ruhigstellung kaum möglich, da unter Umständen sogar die durch Husten oder Niesen erzeugten unwillkürlichen Bewegungen sehr schmerzhaft sein können. In diesem Fall sollten Sie ein schmerzstillendes Medikament, wie Aspirin oder Paracetamol (in den USA: Acetaminophen), nehmen, um sich Erleichterung zu verschaffen. Manchmal wird Ihnen Ihr Arzt auch ein Beruhigungs- oder Schlafmittel verschreiben, damit Sie trotz der Beschwerden ausreichend Schlaf finden. Besteht eine akute Entzündung, so werden Sie wahrscheinlich auch ein bestimmtes entzündungshemmendes Medikament (ein sogenanntes nicht-steroidales Antiphlogistikum), wie z. B. Indometacin oder aber Aspirin, das die gleichen Eigenschaften besitzt, bekommen.

Manipulation: Leichte Massage ist eine Form der Manipulation. Nähere Einzelheiten darüber finden Sie im Kapitel 12. Neben Massage gehören auch verschiedene Übungsprogramme zu dieser Form der Therapie, die dazu dienen sollen, die Muskulatur zu stärken oder

Gelenke ihrem vollen Bewegungsumfang entsprechend zu beanspruchen bzw. durch gezielte wiederholte Bewegungen deren ursprüngliche Beweglichkeit wiederherzustellen. Eine derartige Behandlung sollte ausschließlich von geschulten Therapeuten durchgeführt werden. Nur wenn sich der Zustand eines Gelenks durch die Anwendung obiger Techniken nicht bessert, wird man sich spezieller Handgriffe bedienen („einrichten"), um möglichst seine volle Funktionstüchtigkeit herbeizuführen. Gelegentlich kann es notwendig werden, diesen Vorgang zu wiederholen, um einer neuerlichen Blockierung des Gelenkes vorzubeugen.

Die beste Empfehlung eines geeigneten Physiotherapeuten ist sein Ruf. Für wen Sie sich aber letztlich auch immer entscheiden, vergewissern Sie sich stets, ob er die entsprechende Qualifikation besitzt und ob er Mitglied seiner Standesvertretung und damit strengen Richtlinien unterworfen ist.

Weitere Behandlungsmethoden — Akupunktur, Elektrostimulation, Wärmebehandlung usw. — werden in den Kapiteln 11 und 12 beschrieben. Abschließend sei noch erwähnt, daß die Verwendung eines Schaukelstuhls außerordentlich nützlich ist, da durch die Bewegung einerseits die Rückenmuskulatur trainiert wird, andererseits aber auch jene Nerven stimuliert werden, die dazu beitragen, Schmerzimpulse zu blockieren.

Übungen

Ist die akute Phase vorüber, sollten Sie damit beginnen, Ihre Muskeln zu bewegen — zunächst nur ein wenig, mit fortschreitendem Heilungsprozeß dann immer mehr. Mitunter werden Sie dabei die Hilfe einer Heilgymnastin benötigen, doch ist es auch möglich, daß Ihrer Familie oder Ihren Freunden beigebracht wird, wie sie mit Ihnen einige einfache passive Übungen durchführen können. Wenn Ihr Arzt feststellt, daß sich Ihr Zustand weiter gebessert hat, können Sie mit leichten aktiven Bewegungsübungen fortsetzen — vornehmlich unter Absprache mit ihm oder einer Heilgymnastin —, um möglichst die volle Beweglichkeit wiederzuerlangen. Welche Übungen Sie durchführen, wird vom Fortschritt Ihrer Genesung und von Ihrer persönlichen Fitness abhängen. Ist es darum nicht allzu schlecht bestellt, wird es Ihnen möglich sein, alle anschließend beschriebenen und auf Seite

52 abgebildeten Übungen langsam mitzumachen. Werden bestimmte Bewegungen durch Schmerzen eingeschränkt, so muß man ihren Umfang einschränken. Löst eine Übung Schmerzen aus, so muß man sie unverzüglich abbrechen. Üben Sie — etwa aus übertriebenem Ehrgeiz — auch nicht so lange, bis Ihnen alles weh tut. Die Übungen sollten langsam und bedächtig ausgeführt und die Gelenke dabei in dem für Sie maximal möglichen Ausmaß bewegt werden. Auf diese Weise können Sie häufig sehr wirkungsvolle Bewegungen durchführen, die bei zu rascher Ausführung zu schmerzhaft wären.

Ein weiterer wichtiger Tip betrifft das Vorbeugen des Oberkörpers: Manche Menschen sind gelenkig genug, um mit den Fingerspitzen ihre Zehen zu berühren, andere wiederum können das nicht. Wenn es Ihnen als gesunder Mensch nicht gelungen ist, so besteht absolut kein Grund für Sie, es nun plötzlich nach einer Verletzung oder Erkrankung zu probieren! Anstelle Ihrer Zehen sollten Sie daher versuchen, vorerst Ihre Knie zu berühren, wobei Sie sich, um das Aufrichten zu erleichtern, anschließend durchaus an Ihren Oberschenkeln abstützen können.

Übungen zur Kräftigung der Hals- und Nackenmuskulatur: siehe Seite 32.

Übungen zur Kräftigung der Rückenmuskulatur: Stehen Sie zunächst aufrecht, beugen Sie sich dann so weit als möglich zurück und richten Sie sich anschließend wieder auf. Nun beugen Sie den Oberkörper so weit vor, als Ihnen das ohne Schwierigkeiten möglich ist (siehe Abb. Seite 52). Wiederholen Sie die Übung bis zu zehnmal.

Die nächste Übung beginnen Sie wieder aus dem aufrechten Stand: Beugen Sie den Oberkörper zuerst nach rechts, kehren Sie daraufhin in die Ausgangsstellung zurück, und beugen Sie sich jetzt nach links. Lassen Sie die Arme dabei seitlich locker herunterhängen. Wiederholen Sie diese Übung, solange Sie sich dabei nicht anstrengen, höchstens aber zehnmal.

Als nächstes legen Sie sich auf den Bauch — Arme an den Seiten — und heben nun Kopf und Schultern so weit, als Ihnen das ohne Mühe gelingt. Bleiben Sie für einige Sekunden in dieser Stellung, ruhen Sie sich dann kurz aus, und wiederholen Sie anschließend die Übung, am ersten Tag jedoch höchstens sechsmal. Nach und nach können Sie auf maximal

zwanzig Wiederholungen steigern. (Siehe Abb. Seite 52.)

Übungen im Wasser (Hydrotherapie) können unter der Anleitung eines Physiotherapeuten ebenfalls sehr nützlich sein, da unser Körper durch den Auftrieb „getragen" und die Wirbelsäule dadurch entlastet wird.

Wie man Rückenschmerzen vorbeugen kann

Was Sie tun sollten:

● Müssen Sie eine schwere Last heben, gehen Sie in die Knie, aber halten Sie Ihren Rücken gerade. Versuchen Sie, das Gewicht möglichst gleichmäßig auf beide Arme zu verteilen.

● Stehen Sie aufrecht, und sorgen Sie dafür, daß sich alle Arbeitsflächen in der richtigen, für Sie angenehmen Höhe befinden.

● Benutzen Sie bequeme, aber möglichst harte Matratzen, die die Wirbelsäule ausreichend abstützen. Ein Brett unter der Matratze liefert die feste Unterlage.

● Verwenden Sie Stühle, die die Wirbelsäule stützen und die es Ihnen ermöglichen, beide Füße flach auf den Boden zu stellen.

● Ihr Wagen sollte möglichst bequem zu besteigen sein, seine Sitze sollten Kopf und Rücken genügend Halt geben.

● Wenn Sie übergewichtig sind, machen Sie eine Diät, denn Übergewicht bedeutet eine zusätzliche Belastung für Ihre Wirbelsäule.

Was Sie nicht tun sollten:

● Verharren Sie nicht zu lange unbeweglich in der gleichen Stellung. Verändern Sie Ihre Haltung immer wieder, wenn Sie etwa bügeln, kochen, abwaschen usw.; setzen Sie sich zwischendurch kurz hin, oder gehen Sie ein paar Schritte auf und ab.

● Heben Sie schwere Lasten niemals, indem Sie Ihren Rücken beugen.

● Vermeiden Sie plötzliche Drehungen und ruckartige Bewegungen mit dem Oberkörper sowie Überanstrengung durch Arbeiten, an die Sie nicht gewöhnt sind.

● Setzen Sie sich nicht in weiche Fauteuils, in denen Sie in sich zusammensacken.

● Schlafen Sie nicht in weichen Betten, die das Durchhängen der Wirbelsäule fördern.

● Meiden Sie nach Möglichkeit harten Untergrund und betonierte Wege. Gehen und laufen Sie — besonders auf den Zehen! — auf Gras, wo immer sich Gelegenheit dazu bietet.

5. ERKRANKUNGEN DES KREISLAUFSYSTEMS

Die Auswirkungen einer gestörten Blutzirkulation

Es gibt drei wichtige Erscheinungsformen vaskulärer — das heißt „die Blutgefäße betreffende" — Beschwerden, die in unserem Kreislaufsystem auftreten können. Die erste und bedeutendste sind Herzbeschwerden. Außerdem gehören noch Schmerzen in den Armen und Händen bzw. in den Füßen und Beinen dazu.

Alle diese Zustände entstehen durch eine Verschlechterung der Durchblutung von Armen und Beinen bzw. dem Herzen. In einer solchen Situation bestehen zwei Möglichkeiten: In einem Fall reicht die Blutversorgung des Organs bzw. der betroffenen Gliedmaßen zwar aus, um die entsprechenden Funktionen jeweils aufrechtzuerhalten, nicht jedoch, um die Stoffwechselendprodukte, die bei Muskelaktivität anfallen, abzutransportieren. Daher kommt es reflektorisch zu einer Einschränkung der Muskelarbeit — und zwar auch jener des Herzmuskels. Im anderen Fall ist die Durchblutung so stark vermindert, daß Teile des Organs oder der Extremität geschädigt werden und unter Umständen sogar absterben können.

Das Herz pumpt das Blut durch die Blutgefäße an jede Stelle unseres Körpers. Das Blut in den Arterien versorgt die Gewebe mit Sauerstoff, die Stoffwechselendprodukte werden über das Venenblut abtransportiert. Diese Abfallprodukte unseres Stoffwechsels entstehen in sämtlichen Körpergeweben. Kommt es nun zur Anhäufung größerer Mengen, so kann das zu einer „Vergiftung" des Organismus führen. Normalerweise werden sie durch den Blutstrom aus den Geweben fortgeschwemmt, bis sie schließlich über die Nieren und zu einem geringen Teil auch über den Darm und die Lungen ausgeschieden werden. Ist die Blutversorgung in irgendeinem Bereich unseres Körpers so stark herabgesetzt, daß die Stoffwechselgifte von dort nicht abtransportiert werden können, so kommt es zu lokalen Schädigungen oder aber auch zum Absterben einzelner Gewebebezirke, für deren Versorgung die verminderte Durchblutung nicht ausreicht.

Arteriosklerose (Atherosklerose, „Arterienverkalkung")

Die Arterienwand besteht aus drei Schichten: Die äußerste ist die relativ lockere Adventitia, die das Gefäß mit der Umgebung verbindet und in der Nerven sowie kleine Blutgefäße zur Ernährung der Arterienwand verlaufen. Darauf folgt die sogenannte Media, die dickste Schicht, die aus Muskelzellen und elastischen Netzen aufgebaut ist. Sie ermöglicht es der Arterie, sich den jeweiligen Erfordernissen entsprechend entweder zu erweitern oder zu verengen. Die innerste Schicht, die dünne und glatte Intima, dient hauptsächlich dem ungehinderten Stoff- und Flüssigkeitstransport.

Das Blut enthält eine Reihe verschiedener Bestandteile, wie rote und weiße Blutzellen oder Blutplättchen. Letztere, man bezeichnet sie auch als Thrombozyten, verkleben miteinander, wenn man sich verletzt — sich z. B. in den Finger schneidet — oder wenn die Intima rauh ist. Diese Verklebung setzt einen Prozeß in Gang, der zur Ausbildung eines Blutgerinnsels führt. Es ist deshalb sehr wichtig, daß die Gefäßinnenwände glatt bleiben, da es sonst durch den Blutklumpen zu einer Verstopfung der Arterie oder Vene kommen kann.

Die Arteriosklerose führt zu einer Verdickung, einer Verhärtung und einem Elastizitätsverlust der betroffenen Arterie. Die Arteriosklerose bildet sehr oft die Grundlage für einen späteren Herzinfarkt, der meist als Folge eines Verschlusses eines Herzkranzgefäßes auftritt, wie auch eines Arterienverschlusses im Bereich der Arme und Beine, durch eine arterielle Thrombose, das ist die Bildung eines Blutpfropfens innerhalb des Gefäßes. Etwa 80% aller Herzerkrankungen der erwachsenen Bevölkerung in der westlichen Welt werden durch Arteriosklerose hervorgerufen.

Wodurch wird sie verursacht? — Es gibt eine Reihe von Gründen für das häufige Auftreten der Arteriosklerose, von denen allerdings noch nicht alle restlos geklärt sind. Die Ernährungsgewohnheiten in den westlichen Ländern sind einseitig. Wir nehmen zu viel Fett zu uns, etwa in Form von Milchprodukten oder verschiedener Fleischsorten. Unsere Nahrung weist zudem in der Regel einen hohen Choleringehalt auf. Das gilt besonders für Eier, Leber sowie für tierische Fette, z. B. Butter und Schmalz, die reich an sogenannten gesättigten Fettsäuren sind. Es ist heute eine allgemein anerkannte Tatsache, daß diese Faktoren sich nachteilig auf die Zusammensetzung des Blutes auswirken. Außerdem machen die meisten Menschen zu wenig Bewegung, um ihre Gesundheit zu erhalten. Auch das Rauchen kann neben anderen Problemen zu einer Gefäßverengung und in der Folge zu einer Minderdurchblutung sowie zu einer Erhöhung des Blutdruckes führen. All das bedeutet eine zusätzliche Belastung für unser Kreislaufsystem. Es gibt inzwischen auch einige Beweise dafür, daß der Streß unseres modernen Lebens ebenfalls zur Entstehung von Herzerkrankungen beiträgt. — Genauere Einzelheiten über die Ursachen von Herz- und Gefäßerkrankungen finden Sie in „Beat Heart Disease" von Dr. Risteard Mulcahy. — Es ist wichtig, sich vor Augen zu halten, daß Arteriosklerose zu bleibenden Veränderungen und Schmerzen jener Organe führen kann, die von den betroffenen Gefäßen versorgt werden.

Herzerkrankungen:

Ein Herzleiden entsteht dann, wenn es an einer oder mehreren Arterien, die den Herzmuskel versorgen, zu den oben genannten Veränderungen — einer Verdickung und Erstarrung der Gefäßwände — kommt. Dadurch wird die Gefäßlichtung und damit wiederum der Raum, in dem das Blut fließt, verengt. Die Folge ist eine verminderte Blutversorgung eines Teiles des Herzmuskels. Kommt es zur Ausbildung eines Blutgerinnsels und setzt sich dieses dann in dem verengten Herzkranzgefäß fest, so ist die Blutversorgung — und damit die Sauerstoffzufuhr — zu einem Teil des Herzens unterbrochen. Es kommt zu einem Herzinfarkt bzw. spricht

man auch von einer Koronarthrombose. (Ich werde später in diesem Kapitel noch darauf zurückkommen.)

Wenn die Verengung des Herzkranzgefäßes nach und nach fortschreitet, so ist irgendwann ein Stadium erreicht, in dem die Blutversorgung eines Teils des Herzmuskels in Ruhe zwar ausreicht, jedoch ungenügend ist, sobald man aktiv wird, also z. B. umhergeht. Dieser Zustand äußert sich mitunter in vernichtenden Schmerzen. Man bezeichnet ihn als Angina pectoris.

Angina pectoris: Sie ist ein häufig auftretendes Krankheitsbild, von dem Männer in der Regel bereits nach dem 30. Lebensjahr betroffen sein können, Frauen üblicherweise erst später.

Angina pectoris kann auch etwas anders in Erscheinung treten, als ich es vorhin angedeutet habe. Sie können sich beispielsweise durchaus wohl fühlen, solange Sie ebene Strecken zurücklegen. Doch kann es sein, daß die Blutzufuhr bei einer Steigerung der Pumpleistung des Herzmuskels — die etwa dann notwendig wird, wenn Sie eine Treppe hinaufgehen oder eine Steigung bewältigen müssen — nicht mehr ausreicht. Eine unzurei-

Wenn die Intima, die innerste Schicht einer Arterie, aufgerauht wird, entsteht ein Blutgerinnsel, das schließlich zum Verschluß der Arterie führen kann.

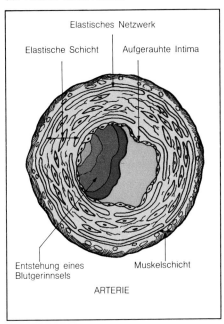

Elastisches Netzwerk

Elastische Schicht

Aufgerauhte Intima

Entstehung eines Blutgerinnsels

Muskelschicht

ARTERIE

chende Blutversorgung, die gleichbedeutend mit Sauerstoffmangel ist, kann auch durch Aufregungen, Kälte oder schwere Mahlzeiten entstehen, kurz gesagt, in allen Situationen, die dazu führen, daß das Herz schneller schlägt.

Während körperlicher Anstrengung führt die gesteigerte Herzaktion zu einer derartigen Anhäufung von Stoffwechselendprodukten, daß in jenen Bereichen des Herzens, in denen die Gefäße arteriosklerotisch verändert sind, ihr Abtransport mit ´dem Blutstrom nicht mehr möglich ist. Das Anwachsen dieser „Stoffwechsel-Abfälle" und der zunehmende Sauerstoffmangel beginnen den Herzmuskel zu schädigen, was als Schmerz spürbar wird. Die Schmerzen bei Angina pectoris können sehr heftig sein, werden im Brustkorb (meist hinter dem Brustbein) wahrgenommen und halten normalerweise für Sekunden bis zu einigen Minuten an. Setzt man seine momentane Tätigkeit weiter fort, so werden sie zunehmen und ausstrahlen — gewöhnlich in die linke (manchmal auch in die rechte) Schulter-Arm-Hand-Region und eventuell in die Hals-Unterkiefer-Region. Selten kommt es vor, daß die Schmerzen nicht an diesen charakteri-stischen Stellen beginnen, sondern zuerst im Bauchraum oder im Bereich des Unterkiefers auftreten. (Siehe Seite 12, „Fortgeleiteter Schmerz".) In der Regel sind die Schmerzen so heftig, daß man jegliche Betätigung sofort unterbrechen und sich ausruhen muß, gleichgültig, wo man gerade ist. — Larry, einer meiner Patienten, ist einer dieser bedauernswerten Menschen, die an Angina pectoris leiden: „Das letzte Mal, als ich einen Anfall hatte, waren die Schmerzen so stark, und ich bekam solche Angst, daß ich mitten auf der Fahrbahn einer belebten Straße, trotz des regen Verkehrs um mich herum, stehen bleiben mußte. Erst nachdem die Schmerzen aufgehört hatten, war ich in der Lage, langsam bis zum Gehsteig weiterzugehen, um mich dort auszuruhen."

Sie können Angina pectoris an folgendem charakteristischen Verlauf erkennen: Körperliche Anstrengung — plötzliche, anfallsartig auftretende Schmerzen — Ruhe — Schmerzlinderung.

Aber Beschwerden in der Umgebung des Herzens können irreführend sein, da die tatsächliche Ursache genausogut im Gebiet des Magens oder auch anderswo liegen kann.

Charakteristische Schmerzorte bei Angina pectoris. Die Schmerzen beginnen üblicherweise in der Mitte der Brust und strahlen zur linken Körperseite aus. Manchmal können sie auch rechts auftreten und in den rechten Arm ausstrahlen.

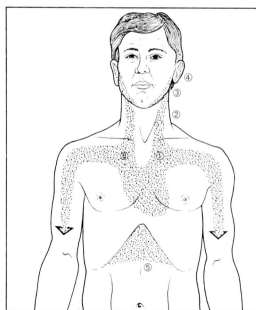

Schmerzregionen bei Angina pectoris

1. Der zentrale Schmerz strahlt in den linken Arm aus und/ oder . . .

2. nach oben in den Hals,

3. dann in den Unterkiefer,

4. dann ins Ohr.

5. Die Schmerzen beginnen manchmal im Oberbauch,

6. manchmal in der rechten Körperhälfte und strahlen in den rechten Arm aus.

Wenn Sie Schmerzen in dieser Region verspüren, so gehen Sie bitte unverzüglich zu Ihrem Hausarzt, zu einer gründlichen Untersuchung.

Ruhe ist die grundlegende Therapie bei Angina pectoris, kombiniert mit gerade jenem Maß an körperlicher Belastung — etwa durch Gymnastik oder anderen leichten Sport —, das das Herz bewältigen kann. Im Falle dieser Krankheit ist zu geringe körperliche Betätigung nämlich fast ebenso ungünstig wie übertriebene Aktivität. Das Rauchen muß man jedenfalls sofort einstellen. Und sollten Sie übergewichtig sein, versuchen Sie unbedingt abzunehmen. Meiden Sie vor allem fette und cholesterinreiche Speisen.

Man kann bei Angina pectoris auch bestimmte Medikamente verschreiben. Die sogenannten Vasodilatatoren sind gefäßerweiternde Mittel, die zu einer Erweiterung der Blutgefäße in der Umgebung der geschädigten Koronararterien führen. Sie können dadurch selbst mehr Blut zum Herzmuskel leiten und damit die krankhaft veränderten Äste entlasten. — Die sogenannten Betablocker wiederum verhindern („blockieren") die erregende Wirkung, die Adrenalin — ein körpereigenes Hormon, das als Reaktion auf psychische und körperliche Belastungen ausgeschüttet wird — auf das Herz ausübt.

Einem Teil der Angina-pectoris-Patienten wird auch durch eine sogenannte Bypass-Operation geholfen. Dabei wird ein intaktes, aus einer anderen Körperregion stammendes Gefäß — z. B. eine Beinvene — dazu verwendet, um die verengte oder verschlossene Herzkranzarterie zu umgehen.

Herzinfarkt: In Großbritannien erleiden jährlich etwa eine halbe Million Menschen einen Herzinfarkt, von denen etwa zwei Drittel diese Attacke überleben. Viele Infarkt-Opfer hatten vorher bereits an Angina pectoris gelitten. So wie bei dieser Erkrankung müssen wir auch beim Herzinfarkt unser Augenmerk auf die Blutversorgung des Herzens richten, um die Ursachen seiner Entstehung zu begreifen.

Der Herzmuskel wird von den beiden Herzkranzgefäßen, der linken und rechten Koronararterie, ernährt. Beim Verschluß eines Koronararterien-Astes wird der betroffene Herzmuskel-Abschnitt mangelhaft mit Sauerstoff versorgt. Es kommt in der Folge unweigerlich zum Untergang dieses Gewebe-

bezirks. Sind mehrere oder ein großer Ast eines Herzkranzgefäßes betroffen, so wird die normale Herzaktion empfindlich gestört und kann schließlich völlig zum Erliegen kommen.

Jede der beiden Koronararterien gibt mehrere Äste ab. Diese teilen sich wiederum in kleinere Äste usw. Das Ausmaß der Schädigung hängt nun davon ab, auf welcher Stufe dieser Verästelung es zu dem Verschluß kommt. Bis zu einem gewissen Grad bestehen nämlich Verbindungen der kleinen Arterien untereinander, so daß im Falle eines Verschlusses eines dieser Gefäße ein anderes die Blutversorgung mitunter aufrechterhalten kann und sich daher nur ein geringer oder eventuell auch gar kein Schaden daraus ergibt. Je größer allerdings die betroffenen Arterien sind, um so geringer ist die Chance, daß diese „Ersatz-Versorgung" ausreicht.

Meist ist die Arteriosklerose — und die damit einhergehenden Veränderungen — die Ursache für einen derartigen Gefäßverschluß. Der Durchmesser der Koronararterie nimmt ab, es bildet sich schließlich ein Blutgerinnsel — man spricht von einer Koronarthrombose —, das, wenn es die Arterie vollständig verschließt, zum Herzinfarkt führt.

Schmerzen in der Brust sind zwar das häufigste Symptom bei Erkrankungen der Herzkranzgefäße. Es muß jedoch nicht immer auftreten, und man wird als Arzt von Zeit zu Zeit auch mit Patienten konfrontiert, die trotz schwerwiegender und oft lebensbedrohender Koronarthrombosen überhaupt keine Schmerzen haben. Die Schmerzen bei einem Herzinfarkt können von solchen, die eventuell auch bei Verdauungsstörungen oder einer Magenverstimmung als Druckgefühl hinter dem Brustbein auftreten, allmählich zu äußerst heftigen Schmerzen in der Brust anwachsen. Sie können aber auch plötzlich auftreten und einem die Luft nehmen, verbunden mit Todesangst und Vernichtungsgefühl. Besonders im Stehen fühlt man sich schwach, kraftlos und mitunter einer Ohnmacht nahe, da der Blutdruck stark abfällt. So wie bei Angina pectoris kann der Schmerz auch in Schultern, Arme, Unterkiefer, Hals, Bauch und Rücken ausstrahlen. Weitere Symptome sind kalter Schweiß, Unruhe und Blässe. Im Gegensatz zu den nur vorübergehenden Schmerzen während eines Angina-pectoris-Anfalls können jene nach einem Herzinfarkt mehrere Tage andauern, bevor sie dann allmählich ab-

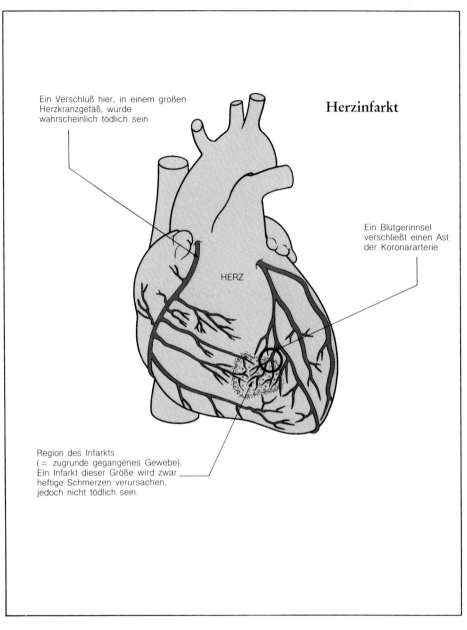

Ein Verschluß hier, in einem großen Herzkranzgefäß, würde wahrscheinlich tödlich sein.

Herzinfarkt

Ein Blutgerinnsel verschließt einen Ast der Koronararterie

HERZ

Region des Infarkts (= zugrunde gegangenes Gewebe). Ein Infarkt dieser Größe wird zwar heftige Schmerzen verursachen, jedoch nicht tödlich sein.

Die Folgen eines Koronararterien-(Herzkranzgefäß)Verschlusses in verschiedenen Abschnitten des Herzmuskels.

klingen. In der akuten Phase gibt man zur Schmerzlinderung und Bekämpfung der Angstzustände üblicherweise das stark schmerzstillende und narkotisch wirksame Morphium (siehe Seite 93).

In zirka 80% der Fälle von akuten Herzattacken kommt es innerhalb einer Stunde zum Absterben des betroffenen Herzmuskelbezirks, der somit die Herzaktion nicht mehr länger unterstützen kann. Es entsteht in diesem Abschnitt totes, sogenanntes nekrotisches Gewebe — der Infarkt. Ist dieser nicht zu ausgedehnt, so kann das Herz — mit einigen Schwierigkeiten — weiterarbeiten, und der Patient wird sich wieder erholen. Die Folgen eines Herzinfarkts hängen teilweise von der Größe und Lokalisation des Infarktes und teilweise vom Zustand und der Leistungsfähigkeit des Herzmuskels an sich ab. Beispielsweise davon, ob Sie etwa bereits zu einem früheren Zeitpunkt an einer Koronarthrombose gelitten haben, ob Sie an hohem Blutdruck leiden oder ob z. B. Ihr Herz trainiert ist oder nicht. Gelingt es, den Infarkt-Patienten durch die kritische Frühphase zu bringen, so erholt sich zum Glück das Herz in der Regel wieder, und es kommt innerhalb weniger Wochen zu einer Normalisierung der Herztätigkeit.

Wie Sie einem Infarkt-Opfer helfen können: Wenn jemand für 10 Minuten oder länger Schmerzen in der Brust verspürt, rufen Sie den Hausarzt oder die Rettung bzw. bringen Sie ihn selbst mit dem Privatauto ins Krankenhaus. Bleiben Sie an seiner Seite, und bereiten Sie sich auf Wiederbelebungsversuche vor, sofern Sie die notwendige Technik beherrschen.

Wie man sich die Schmerzen eines Herzleidens ersparen kann:

Die folgenden Richtlinien sollen Ihnen helfen, der Entstehung einer Herzerkrankung — Angina pectoris und Herzinfarkt — vorzubeugen bzw. sich davon zu erholen:

● Nehmen Sie ab, wenn Sie übergewichtig sind. Ihre Chancen, ein angemessenes Gewicht zu erreichen und es dann auch zu halten, steigen, wenn Sie schrittweise abnehmen. Obwohl Radikalkuren rasch das gewünschte Resultat liefern, sind sie in der Regel auf lange Sicht nicht erfolgreich.

● Schränken Sie fettreiche Nahrungsmittel ein, wie z. B. Butter, Käse, Vollmilch, Obers, Öl und damit alle gebratenen und gebackenen Speisen.

● Schränken Sie cholesterinreiche Lebensmittel, wie etwa Eier, Leber, Schalentiere oder Eiscreme, ein.

● Stellen Sie sich auf salzlose bzw. salzarme Kost um.

● Steigern Sie die Zufuhr von Grobfasern, etwa in Form von Bohnen, frischem Obst und Gemüse sowie sämtlichen Vollkornprodukten.

● Wenn Sie bereits an einer Herzerkrankung

leiden, sollten Sie — in Rücksprache mit Ihrem Arzt — versuchen, ein bestimmtes tägliches Übungsprogramm zu absolvieren. Ein Herzleiden bedeutet keineswegs lebenslange Invalidität. Sogar Spaziergänge wirken sich günstig auf den Kreislauf aus. Wollen Sie in der Folge auf Betätigungen übergehen, die größere Anstrengungen erfordern, wie beispielsweise Laufen, Radfahren oder Schwimmen, so ist es sehr wichtig, diese Dinge zunächst nicht allzu ernst zu nehmen, sie nicht zu übertreiben, sondern vorerst lediglich Spaß an der Bewegung zu haben. Erarbeiten Sie sich erst allmählich ein vernünftiges Maß an Fitneß.

● Wenn Sie rauchen, stellen Sie es unverzüglich ein.

● Sind Sie angespannt, und stehen Sie unter dauerndem Druck, versuchen Sie, Ihren Alltagsstreß abzubauen. In Kapitel 12 finden Sie dafür äußerst nützliche Entspannungsübungen.

Arteriosklerose in den Beinen

So wie es zu einer allmählichen Verengung und letztlich zum Verschluß der Herzkranzgefäße kommen kann, so kann der gleiche Vorgang auch im Bereich der Beinarterien und deren Äste stattfinden. Es kommt allerdings viel seltener vor, daß eine der großen Beinarterien plötzlich blockiert wird und damit die Blutversorgung der ganzen Gliedmaße zusammenbricht.

Es gibt eine Reihe grundlegender Unterschiede zwischen Herz und unterer Extremität, die in diesem Zusammenhang von Bedeutung sind. Zunächst einmal sind unsere Beine nicht ständig in Bewegung, während das Herz unentwegt schlagen muß, um unser Leben zu erhalten. Zweitens stellt der Herzmuskel im Vergleich zum Bein zwar hochentwickeltes Gewebe dar, seine Blutversorgung und -reserve ist allerdings geringer als die des Beines.

Arteriosklerose der Beine ist eine häufige Krankheit, die hauptsächlich bei Personen über vierzig auftritt. Als Risikofaktoren gelten Rauchen, Kälte, Übergewicht, Bewegungsarmut sowie hohe Zufuhr von tierischen Fetten und Cholesterin über die Nahrung. Oft besteht gleichzeitig auch hoher Blutdruck; durch Zuckerkrankheit (Diabetes mellitus) kann es zu einer Verschlechterung dieses Zustands kommen. Es liegt auf der Hand, daß eine Therapie um so erfolgreicher sein wird, je früher man ihn erkennt.

Die Folgen von Arteriosklerose in den Beinen: Eines der ersten Symptome können krampfartige Schmerzen bei Bewegung der betroffenen Gliedmaßen sein, was man als Claudicatio intermittens bezeichnet (lateinisch: claudicare = hinken; etwa: „zeitweise aussetzendes Hinken"). Die Durchblutung der Muskulatur ist dabei in Ruhe noch ausreichend, während bei Bewegung die durch die Muskelaktivität vermehrt produzierten Stoffwechselendprodukte nicht mehr abtransportiert werden können. Die Kranken können meist nur kurze Strecken zurücklegen — mitunter weniger als 50 Meter —, bevor sie durch das Auftreten heftiger Wadenschmerzen (aufgrund der Anhäufung der Stoffwechsel-Abfälle) gezwungen werden, stehenzubleiben. Nach einigen Minuten — wenn der in der befallenen Arterie nur träge fließende Blutstrom die Abfälle schließlich beseitigt hat — sind sie dann in der Lage, wieder ein Stück zu gehen, bevor sie wegen neuerlicher starker Wadenkrämpfe abermals anhalten müssen. Der Zustand der Claudicatio intermittens ist der Angina pectoris, bei der — ebenfalls bei Belastung — (Herz-)Schmerzen auftreten, damit sehr ähnlich.

Harry ist einer jener Unglücklichen, die an Arteriosklerose in den Beinen leiden: „Bis vor einem Jahr hatte ich mich eigentlich recht wohl gefühlt. Doch dann bekam ich plötzlich wiederholt schon nach kurzen Gehstrecken äußerst heftige Schmerzen in meiner linken Wade und war gezwungen, so lange stehenzubleiben, bis sie wieder abgeklungen waren. Wenn ich hingegen bei einem Einkaufsbummel immer wieder vor Schaufenstern stehenblieb, verspürte ich überhaupt keine Beschwerden. Nach einigen Monaten begannen die gleichen Schmerzen auch in meinem rechten Bein, und mit der Zeit wurden die Strecken, die ich beschwerdefrei zurücklegen konnte, immer kürzer und betrugen schließlich nur mehr ein paar hundert Meter. Die Schmerzen waren nun bereits sehr stark. Wenn ich versuchte, nicht darauf zu achten und einfach weiterzugehen, wurden sie noch schlimmer und zwangen mich letztlich doch stehenzubleiben. Daraufhin hörten sie nach einigen Minuten auf. Mit der Zeit war es mir möglich, ziemlich genau abzuschätzen, welchen Weg ich ohne Beschwerden zurücklegen konnte, bevor sich der gleiche Vorgang wiederholen würde."

Was kann man dagegen tun? — Lange bevor der Zustand ernst wird, sollten unter ärztlicher Überwachung alle Anstrengungen unternommen werden, um einem chronischen Arterienverschluß entgegenzuwirken. Sie müssen umgehend aufhören zu rauchen, und wenn Sie übergewichtig sind, sollten Sie mit einer Diät beginnen. Weiters sollten Sie — auch wenn es schmerzhaft sein mag — regelmäßig Beinübungen durchführen, um einerseits die nicht betroffenen Blutgefäße gesund zu erhalten und um andererseits den Zustand der arteriosklerotisch veränderten Arterien günstig zu beeinflussen. Etwa 90% der von diesem Leiden Betroffenen sind gewöhnlich in der Lage, ihren Zustand durch diese Selbsthilfemaßnahmen zu verbessern oder zumindest einer weiteren Verschlechterung vorzubeugen.

Um die durch Arteriosklerose in den Beinen verursachten Schmerzen zu lindern, können Sie einfache schmerzstillende Medikamente, wie Aspirin oder Paracetamol, nehmen. Diese Maßnahme unterstützt die Durchblutung in den Beinen. Bei einem Krampf in den Beinen sollte einfaches Reiben der betroffenen Stelle zu einer Besserung führen, Sie können aber auch eine bestimmte Massage-Technik, die in Kapitel 12 beschrieben wird, versuchen.

Am einfachsten ist die Behandlung dann, wenn lediglich ein Ast einer Beinarterie verschlossen ist. Das läßt sich feststellen, indem man zunächst ein strahlenundurchlässiges — und damit im Röntgenbild schattengebendes — Kontrastmittel injiziert und anschließend eine Röntgenaufnahme macht, die den Verlauf dieses Kontrastmittels in den Beinarterien zeigt. Dort, wo seine Darstellung abbricht, liegt der Verschluß. Größte Probleme entstehen dann, wenn die arteriosklerotischen Veränderungen bereits einen Großteil der Beinarterien erfaßt haben und sich die Minderdurchblutung daher bereits über die ganze Gliedmaße erstreckt. Eine medizinische Behandlung kann auch jede der folgenden Maßnahmen enthalten:

- Ersatz der verschlossenen Arterie durch Transplantation eines künstlichen Gefäßes.
- Injektion bestimmter chemischer Substanzen direkt in verengte Arterien, um deren Durchmesser zu vergrößern und damit den Blutdurchfluß zu steigern.
- Verschreibung jener bereits erwähnten Vasodilatatoren, die zu einer Erweiterung der

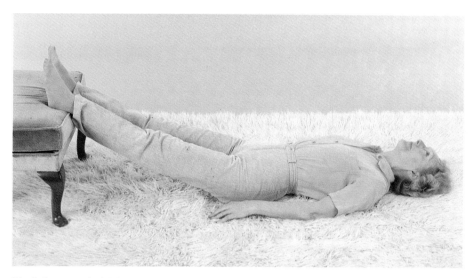

Die Schmerzen bei Atherosklerose in den Beinen können meiner Meinung nach durch Hochlagern der Beine kurzfristig gelindert werden.

umgebenden gesunden Arterien führen, wodurch diese größere Blutmengen transportieren können.

- Durchführung einer Sympathektomie, das ist die — zumindest teilweise — Ausschaltung des Sympathicus. Der Sympathicus ist ein Teil unseres vegetativen („unbewußten", unwillkürlichen) Nervensystems, und durch diesen operativen Eingriff kommt es zur Ausschaltung der sympathischen Nervenimpulse, die eine Gefäßverengung bewirken. Die betroffene Gliedmaße wird dadurch besser durchblutet.

- Es gibt auch einige relativ neue Medikamente, die ein Blutgerinnsel mitunter auflösen können, vorausgesetzt, es besteht erst seit kurzer Zeit.

Raynaud'sche Krankheit

Diese relativ seltene Störung des Kreislaufsystems betrifft vor allem Frauen, ist jedoch nicht ausschließlich auf sie beschränkt (Verhältnis 4 : 1, das Mitwirken hormoneller Faktoren gilt als gesichert). Sie beginnt üblicherweise bereits um das 20. Lebensjahr. Es besteht dabei eine Überempfindlichkeit der Blutgefäße von Armen und Händen — vor allem der Fingerarterien —, die besonders bei

Kälte sehr stark ausgeprägt ist. Sind die Hände der Kälte ausgesetzt, so kommt es zu anfallsartigen Gefäßkrämpfen, was eine unzureichende Blutversorgung und damit einen Sauerstoffmangel des Gewebes zur Folge hat. Die Finger werden dadurch blau oder weiß und mit Fortdauer der Kälteeinwirkung zunehmend starr und gefühllos. Begibt man sich dann wieder an einen wärmeren Ort, so kommt es, als Reaktion auf die anhaltende Kontraktion der Gefäße, zu einer schmerzhaften Rötung und Schwellung der Finger. Diese Zustände können zu starken anhaltenden Schmerzen führen. Setzt sich diese Erkrankung über Jahre fort, so treten gewöhnlich Dauerschäden an den Gefäßwänden auf. — Die anfallsartigen Gefäßkrämpfe können außer durch Kälte unter Umständen auch durch Erregung und Zittern ausgelöst werden.

Die Behandlung des Raynaud-Syndroms ist der bei Arteriosklerose in den Beinen sehr ähnlich. Überaus wichtig und gleichsam allererste Maßnahme ist es, die Finger warmzuhalten, da Kälte einen Anfall auslösen kann. Es müssen daher im Winter ständig Handschuhe getragen werden. Es gibt einige bedauernswerte Menschen, denen das auch im Sommer nicht erspart bleibt.

6. MIGRÄNE UND KOPFSCHMERZEN

Alle Arten von Kopfschmerzen sind genauso wie Rückenschmerzen für eine große Zahl von Arbeitsausfällen verantwortlich. Schätzungsweise leidet ein Drittel der Bevölkerung an Kopfschmerzen. Deshalb werden auch hohe Geldbeträge zur Erforschung von Möglichkeiten der Schmerzlinderung ausgegeben, die sich in den USA jährlich auf mehr als 500 Millionen Dollar belaufen. Kopfschmerzen können die verschiedensten Ursachen haben, z. B. können sie durch Muskelverspannungen der Halswirbelsäule ausgelöst werden. Sie können aber auch Ausdruck ernsthafter körperlicher Erkrankungen sein. In Abhängigkeit davon ergeben sich die unterschiedlichsten Schmerzintensitäten, wobei Migräne eine besonders schmerzhafte Form von Kopfschmerzen darstellt.

Migräne

Ein Migräneanfall läuft in mehreren Stadien ab, wobei die meist sehr heftigen Kopfschmerzen von vielen anderen körperlichen Symptomen begleitet werden. Millionen von Menschen leiden daran, und auch Persönlichkeiten wie z. B. Lewis Carroll, Thomas Jefferson und Sigmund Freud waren davon betroffen. Auffällig ist, daß Frauen dreimal häufiger an Migräne leiden als Männer und die Hälfte aller Betroffenen ihren ersten Anfall vor dem 20. Lebensjahr und 90% vor dem 40. Lebensjahr haben. Das Wort Migräne leitet sich von dem medizinischen Ausdruck Hemikranie (griech.: hemikranion = halber Schädel) ab, mit dem man den für diese Form der Kopfschmerzen typischen halbseitig auftretenden Schmerz beschreibt.

Klassische Migräne

Wie man erkennen kann, daß ein Anfall droht: Wenn man an der sogenannten klassischen Migräne leidet, kann man gewöhnlich an bestimmten Vorzeichen erkennen, daß ein Anfall entsteht. Es ist möglich, daß einer Migräneattacke eine Phase besonderen Wohlbefindens, die etwa einen Tag lang anhält, vorausgeht. In dieser Zeit werden meist sämtliche Sinneseindrücke intensiver wahrgenommen, z. B. ist der Geruchssinn verfeinert, oder es kann der Eindruck entstehen, alles besonders klar und deutlich zu sehen. Kurz bevor die Kopfschmerzen auftreten, kommt es zur sogenannten Aura oder prodromalen Phase. Dieses Stadium ist gewöhnlich durch Sehstörungen aller Art gekennzeichnet. Es können z. B. Schwierigkeiten auftreten, Gegenstände mit den Augen zu fixieren. oft nimmt die Blendempfindlichkeit zu, oder man nimmt flimmernde, farbige Lichterscheinungen wahr. Weiters kann es dazu kommen, daß Teile des Gesichtsfeldes ausfallen, und es sind sogar einige wenige Fälle vorübergehender Erblindung beschrieben worden. Außerdem kann die Aura mit der Wahrnehmung eigenartiger Gerüche einhergehen, mit Schwindel, Übelkeit und Erbrechen, und es ist möglich, daß sich Berührungsempfindungen ändern. In seltenen Fällen kann es auch zu Wortfindungsstörungen und zu einem kurzzeitigen Verlust der Sprache kommen. Es ist bemerkenswert, daß sich die während der Aura auftretenden Symptome vor jedem Anfall wiederholen. Die Dauer dieser Phase beträgt etwa 15 bis 30 Minuten.

Der Migränekopfschmerz: Nach der Aura kommt es zum Auftreten des Migränekopfschmerzes, der typischerweise nur eine Kopfhälfte befällt. Die Schmerzen beginnen meist über dem Auge und strahlen auf derselben Seite bis zum Hinterkopf aus, oder sie ziehen von dort kommend nach vorne. Es handelt sich dabei um sehr heftige, hämmernde, pulsierende Schmerzen, die ein oder zwei Stunden und in schlimmen Fällen sogar bis zu drei Tagen anhalten können. Normalerweise sind die Migränekopfschmerzen noch von starkem Schwindelgefühl und übelkeit begleitet. Das dabei auch häufig auftretende Erbrechen führt

meist zu einer Erleichterung und Intensitäts-
minderung der Schmerzen.

Manche Migränepatienten schlafen nach
einem solchen Anfall ein und erwachen beschwerdefrei, andere hingegen werden durch
anhaltende Schmerzen geweckt.

Die Migräneanfälle wiederholen sich in unterschiedlich langen Zeitabständen. Meist treten sie einmal in ein bis drei Monaten auf, jedoch sind auch mehr als fünf Anfälle pro Monat möglich. Bei manchen Menschen kommt
es auch vor, daß der Migräneschmerz in ständig diffuse Kopfschmerzen übergeht, weshalb
diese Patienten ohne medikamentöse Behandlung eigentlich nie schmerzfrei sind.

Einfache (atypische) Migräne

Der bedeutendste Unterschied der einfachen
Migräne zum klassischen Typ liegt darin, daß
dieser Migräneform nur wenige oder gar keine Warnzeichen vorangehen. Man bemerkt
den Beginn eines Anfalls also erst mit dem
Auftreten der Schmerzen, die für die Migräne
typisch und in diesem Fall genauso heftig wie
bei der klassischen Migräne sind. Außerdem
sind auch hierbei die Schmerzen meist von
Schwindel und Übelkeit begleitet. Falls es zu
Erbrechen kommt, resultiert auch hier eine
Schmerzlinderung oder eine Beendigung des
Anfalls. Unglücklicherweise tritt die atypische Migräne häufiger auf als der klassische
Typ, und zwar besonders dann, wenn der Betroffene belastenden Streßsituationen ausgesetzt ist; oft sogar zwei- bis dreimal pro Woche. Sehr oft treten die beiden Migränefor-
men auch abwechselnd auf, d. h., auch wenn
man normalerweise an klassischer Migräne
leidet, kann man von Zeit zu Zeit durchaus
atypische Migräne-Anfälle bekommen und
umgekehrt.

Die Ursachen der Migräne

**Veränderungen im Körperstoffwechsel und
andere auslösende Faktoren:** Die Blutgefäße
im Gehirn, im Gesicht und im Bereich der
Kopfhaut scheinen bei Migränepatienten besonders empfindlich auf bestimmte chemische
Substanzen zu reagieren und verengen sich,
sobald diese Stoffe im Blut erscheinen. Ihre
Freisetzung führt zur Auslösung eines Migräneanfalls. Normalerweise beginnt diese Verengung der Gefäße in jenen Regionen des Gehirns, die unser Sehen steuern. Das ist auch
der Grund, weshalb die ersten Symptome der
klassischen Migräne während der Aura durch

Sehstörungen verschiedenster Art gekennzeichnet sind, z. B. durch teilweise Gesichts-
feldausfälle oder durch die Wahrnehmung
schwarzer Flecken oder heller, farbiger Licht-
blitze. Dieser Gefäßprozeß schreitet fort und
erfaßt schließlich auch andere Teile des Gehirns. Während das Sehvermögen schrittweise
zurückkehrt, kommt es zu verschiedenen anderen Symptomen, je nachdem, welche Ge-
hirnabschnitte betroffen sind. Damit erklärt
sich auch das bei manchen Menschen während der Aura auftretende Taubheitsgefühl im
Gesicht oder das Kribbeln in den Armen. Anschließend an diese Phase erweitern sich dann
die Gefäße. Die Gründe, warum und wie es
zur Freisetzung dieser chemischen Substanzen kommt, sind nur sehr schwer herauszufinden, weil die Faktoren, die einen Migräneanfall auslösen können, so vielfältig und
kaum auf einen Nenner zu bringen sind. So
können Aufregungen und Streßzustände, zu-
wenig, aber auch zuviel Schlaf, Lärm, gewisse
Gerüche und helles, flackerndes Licht, z. B. in
einer Diskothek, die auslösenden Ursachen
sein. Aber auch der Genuß bestimmter Speisen und Getränke (besonders Käse, Gebrate-
nes, Zitrusfrüchte, Schokolade, Meeresfrüchte
und Rotwein) kann eine Rolle spielen. Ebenso können sich Veränderungen des Tag-
Nacht-Rhythmus (z. B. bei Nachtarbeit) auswirken, wie auch Wettereinflüsse (heiße,
trockene Luft, Gewitter, Schneefall). Allerdings dürfte in diesen Fällen eine Streßreak-
tion auf derartige Situationen die eigentlich
auslösende Ursache sein. Auffallenderweise
treten Migräneanfälle jedoch gewöhnlich nie
während einer solchen Streßsituation auf,
sondern erst danach.

**Der Einfluß von Hormonen und der Anti-
babypille:** Frauen leiden dreimal häufiger an
Migräne und anderen Formen von Kopfschmerzen als Männer. Es scheint, als ob
schwankende Blutspiegel-Konzentrationen
der weiblichen Sexualhormone, vor allem der
Östrogene — wie sie im Verlauf eines Mo-
natszyklus entstehen —, dafür verantwortlich
sind. Das ist auch der Grund, weshalb die
Häufigkeit von Migräneanfällen und Kopfschmerzen nach den Wechseljahren abnimmt,
weil dann der Östrogenspiegel im Blut immer
annähernd gleich hoch ist und keine Schwan-
kungen mehr auftreten. Auch durch die Einnahme der Antibabypille, die durch ihren Ge-
halt an weiblichen Sexualhormonen den Blut-

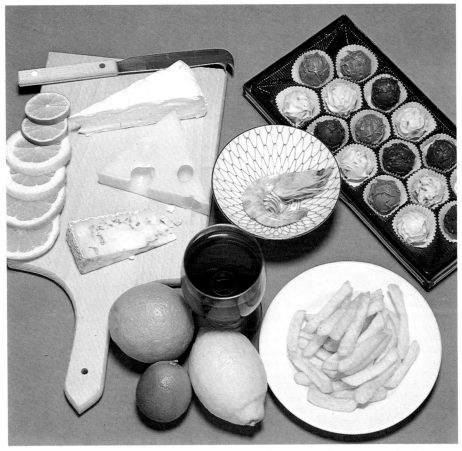

Käse, Meeresfrüchte, Rotwein, Schokolade, Zitrusfrüchte und fritierte Speisen können einen Migräneanfall auslösen.

hormonspiegel des Körpers verändert, können Migräneanfälle und Kopfschmerzen ausgelöst werden. Sie zählen daher auch zu den häufigsten Nebenwirkungen der Pille, obwohl allerdings auch Fälle bekannt sind, bei denen sich Migräne durch die Einnahme der Pille gebessert hat. Wenn Sie jedoch den Eindruck haben, daß sich Ihre Kopfschmerzen verschlechtern, sobald Sie die Pille nehmen, so sollten Sie darüber mit Ihrem Frauenarzt sprechen. Er wird Ihnen auch sicher dabei helfen können, eine andere, für Sie in Frage kommende empfängnisverhütende Methode auszuwählen.

Der Einfluß des Alters: Früher war man der Ansicht, daß Migräneanfälle mit dem Alter nachlassen. Bei manchen Migränepatienten trifft das auch zu. Sicher vor allem bei Frauen

nach den Wechseljahren wegen der damit verbundenen Veränderungen im Hormonhaushalt. Jedoch konnte ich bei vielen meiner Patienten beobachten, daß ihre Migräne im Alter von etwa 20 Jahren vorübergehend verschwand und dann später erneut wieder auftrat. Der Einfluß des Alters ist also individuell sehr verschieden. Bei vielen der Betroffenen verändern sich auch nur die mit der Migräne verbundenen Symptome im Laufe des Lebens, oder es kann auch zu einem Wechsel vom klassischen zum einfachen Typ der Migräne kommen und umgekehrt oder aber auch zu einem Übergang zu anderen Formen des Kopfschmerzes.

Wie Sie einen Anfall verhindern können:

Zunächst ist es vor allem wichtig, herauszufinden, ob es bestimmte Dinge gibt, die bei Ihnen Anfälle auslösen, um sie gegebenenfalls in Zukunft dann möglichst zu vermeiden. Obwohl manche dieser auslösenden Faktoren sicher sehr augenfällig sein werden, können andere hingegen nur entdeckt werden, wenn Sie über einen längeren Zeitraum mit mehreren Anfällen Ihren Tagesablauf genau beobachten und darüber Buch führen, welche Speisen und Getränke Sie zu sich nehmen, wieviel Alkohol Sie trinken, welchen Beschäftigungen Sie nachgehen und wie lange Sie fernsehen. Weiters müssen Sie beobachten, wie lange die Aura und damit die auf einen Anfall hindeutenden „Warnsignale" andauern, bevor es zur eigentlichen Schmerzattacke kommt. Geht die Aura dem Migräneanfall um Stunden voraus, und beginnt man sofort beim Einsetzen der Aura mit der Einnahme von schmerzstillenden Medikamenten, so kann man sicher sein, daß deren Wirkung rechtzeitig einsetzen wird. Wenn hingegen die Warnzeichen der Aura bei Ihnen immer erst wenige Minuten, bevor es zum Schmerzanfall kommt, auftreten, ist die Verwendung von injizierbaren Medikamenten, die schneller als Tabletten wirken, anzuraten. Es gibt keinen Grund, warum Sie sich diese Injektionen — nachdem Ihnen Ihr Arzt die richtige Technik gezeigt hat — nicht selbst geben sollten — wie das übrigens Tausende Zuckerkranke tagtäglich ihr ganzes Leben lang auch tun! Außerdem gibt es auch Medikamente, die in Form von Inhalationssprays im Handel sind, die mit der Einatmungsluft über die Lungen in den Körper aufgenommen werden und auf diese Weise ebenfalls schnell zur Wirkung gelangen und einen Anfall verhindern oder ihn zumindest wesentlich mildern können. Weiters sollten Sie sich, wenn Sie bemerken, daß ein Anfall droht, möglichst in einen verdunkelten Raum zurückziehen und sich hinlegen. Die damit verbundene Entspannung wird Ihnen Erleichterung bringen. Denken Sie über Ihr Leben nach, sowohl über Ihre private als auch berufliche Situation, und versuchen Sie herauszufinden, ob es bestimmte Umstände gibt, die Sie besonders belasten, ob und wie Sie diese Streßsituationen vermeiden könnten. Natürlich wird man sich nicht gleich eine andere Arbeit suchen können, wenn der Streß im Beruf zu groß wird. Aber es wäre oft schon sehr viel damit getan, wenn man versuchte, das Leben manchmal ein bißchen leichter zu nehmen.

Medikamentöse Behandlung

Bei Schwindel, Übelkeit und Brechreiz: Wenn Ihre Migräneanfälle von starkem Schwindel mit Übelkeit und Erbrechen begleitet sind, dann sollten Sie sich von Ihrem Arzt ein Medikament namens Metoclopramid (im Handel als Paspertin®) verschreiben lassen. Dieses Mittel reguliert die Tätigkeit des Magens und fördert den Weitertransport des Mageninhalts in den Dünndarm, wodurch dem Erbrechen entgegengewirkt wird und andere, gleichzeitig eingenommene Medikamente sicherer und schneller durch die Darmwand ins Blut aufgenommen werden. Es gibt dieses Medikament als Tablette, Zäpfchen und auch als Injektionslösung. Letztere Anwendungsform wird sich wie gesagt dann empfehlen, wenn die warnenden Symptome der Aura erst kurz vor dem eigentlichen Migräneanfall auftreten und daher ein rascher Wirkungseintritt des Medikaments notwendig ist.

Gegen die Schmerzen: Die gebräuchlichsten Medikamente gegen Kopfschmerzen sind Acetylsalicylsäure und Paracetamol, die in vielen Handelspräparaten vorkommen. Acetylsalicylsäure reizt die Magenschleimhaut und wird daher von vielen Menschen nicht vertragen. Das ist auch der Grund, weshalb acetylsalicylsäurehältige Präparate bei Magen- und Zwölffingerdarmgeschwüren nicht genommen werden dürfen. Die Auswahl des für Sie geeigneten Medikaments überlassen Sie daher am besten Ihrem Arzt. Im ausgeprägten Schmerzstadium helfen jedoch bei den meisten Patienten nur sogenannte Ergotalkaloide, Ergotamin und Dihydroergotamin, weil sie durch direkte Wirkung auf die Gefäßmuskulatur der im Anfall erweiterten Hirngefäße wieder deren Verengung herbeiführen. Außerdem wirken sie dem sogenannten Serotonin entgegen, einer jener körpereigenen chemischen Substanzen, die ebenfalls an der Auslösung eines Migräneanfalls beteiligt sein können. Diese Medikamente sollen sofort bei den ersten Anzeichen eines Migräneanfalls verabreicht werden und können ebenfalls, um einen schnelleren Wirkungseintritt zu erzielen, injiziert werden. Nimmt man jedoch Ergotamin in Tablettenform, so kann es bis zu fünf Stunden dauern, ehe die Schmerzen ganz beseitigt sind. Daher erhöhen viele Patienten eigenmächtig die Dosis, weil sie glauben, dadurch bessere Wirkung zu erlangen. Das Gegenteil wird jedoch der Fall sein, denn die Symptome der Überdosierung sind die gleichen wie die der Migräne selbst; nämlich Kopfschmerzen, Schwindel und Übelkeit bis zum Erbrechen. Deshalb ist es empfehlenswert, gleichzeitig mit Ergotaminpräparaten vorbeugend immer eine dem Erbrechen entgegenwirkende Substanz, wie eben Metoclopramid, einzunehmen. Da die Ergotalkaloide an allen Blutgefäßen eine Verengung herbeiführen, dürfen sie bei einigen Krankheiten keinesfalls verwendet werden, z. B. bei Durchblutungsstörungen in den Armen und Beinen, bei hohem Blutdruck und bei Herzschwäche.

Fortlaufende vorbeugende Maßnahmen: Wenn die Migräneanfälle besonders schwer und häufig auftreten und womöglich auch die berufliche Situation durch die daraus resultierenden Arbeitsausfälle gefährdet ist, dann sollte man eventuell mit einer Dauermedikation den Versuch machen, die Migräneattacken zu verhindern. Eine solche Therapie beinhaltet die Einnahme von Medikamenten, wie z. B. Diazepam (Valium®), die eine beruhigende und entspannende Wirkung auf den gesamten Organismus ausüben. Weiters verabreicht man dabei Medikamente wie Pizotifen (Sandomigran®) und Cyproheptadin (Periacitin®). Diese hemmen die Wirkung des Serotonins, einer chemischen Substanz, die bei der Migräneentstehung eine Rolle spielt. Sie haben außerdem auch einen beruhigenden Effekt. Auch das Methysergid (Deseril®) ist ein Medikament dieser Gruppe mit gleichem Wirkungsprinzip, das jedoch wegen der schweren Nebenwirkungen nur als letzte Möglichkeit verwendet werden sollte. Diese Nebenwirkungen bestehen in einer Vermehrung des Bindegewebes, die vor allem die Lunge betrifft, aber auch die Herzinnenhaut und die großen Blutgefäße, und deren Folge ernst zunehmende Kreislaufstörungen sind. Weiters kann es auch zu Appetitverlust, Erbrechen und Durchfällen kommen. Die Behandlung mit Methysergid sollte daher keinesfalls länger als drei bis vier Monate durchgeführt werden. Trotz der gefürchteten Nebenwirkungen ist Methysergid ein äußerst wichtiges Medikament in der Migränetherapie und hat in vielen Fällen, die auf keine andere medikamentöse Therapie angesprochen hatten, geholfen. **Akupunktur:** Akupunktur ist eine Methode, bei der man dünne Nadeln an bestimmten Punkten in die Haut einsticht und die bei vielen Schmerzzuständen Erleichterung bringen kann. Daher sollte man auch im Falle einer schweren Migräne, vor allem dann, wenn sie einer medikamentösen Therapie , nicht zugänglich ist, einen Versuch mit Akupunktur unternehmen. An meiner Klinik führe ich bei einem Migränepatienten probeweise einige Akupunkturbehandlungen durch, um herauszufinden, ob er auf diese Methode anspricht. Wenn man einen Patienten während eines Migräneanfalles einer solchen Nadelung unterzieht und diese eine Erleichterung der Schmerzen bringt, kann man daraus schließen, daß es sinnvoll ist, in diesem Fall die Akupunkturtherapie fortzusetzen. Die erste Probebehandlung führt man also am besten dann durch, wenn der Patient gerade Schmerzen hat. Mit der nächsten Akupunkturbehandlung wartet man dann bis zu einem neuerlichen Migräneanfall. Im Idealfall kommt man schließlich mit etwa vier Akupunktursitzungen im Jahr aus. Mir ist aufgefallen, daß etwa zwei Drittel meiner Patienten nicht nur mit einer Schmerzlinderung auf die Akupunkturbehandlung reagieren, sondern auch mit leichtem Fieber. (Im Kap. 11 können Sie noch mehr über Akupunktur erfahren.) Wenn Sie sich über Migräne und andere Formen des Kopfschmerzes eingehender informieren möchten, dann sollten Sie das Buch *„Migräne & Kopfschmerz"* von Dr. Marcia Wilkinson lesen, das auch in dieser Serie erschienen ist.

Andere Formen des Kopfschmerzes
Cluster-Kopfschmerzen:
Unter Cluster-Kopfschmerzen (engl. „cluster" = „Haufen") versteht man gehäufte Anfälle migräneartiger Kopfschmerzen. Die Schmerzattacken treten dabei meist täglich mehrere Wochen hindurch auf. Daran anschließend kommt es zu einem längeren, oft monatelangen schmerzfreien Intervall und dann zum neuerlichen Beginn eines Kopfschmerzintervalls. Als migräneartig bezeichnet man die Schmerzen deshalb, weil sie wie bei der Migräne nur eine Seite des Kopfes befallen. Meist ist beim Cluster-Kopfschmerz vor allem eine Gesichtshälfte betroffen. Den Hauptschmerzort bilden die Augenpartie und der Schläfenbereich. Cluster-Kopfschmerzen bezeichnet man auch als die „Migräne der Männer", da diese etwa viermal häufiger davon betroffen sind als Frauen. Insgesamt tritt

diese Form der Kopfschmerzen aber sehr selten auf, so ist z. B. die einfache Migräne zwanzigmal häufiger. Der Altersgipfel liegt auch etwas höher als bei der Migräne. Es sind also vor allem Männer mittleren und höheren Alters davon betroffen. Weiters hat man beobachtet, daß die Serien von Schmerzattacken jahreszeitlich gehäuft, vor allem im Frühling und Herbst, in Erscheinung treten, jedoch kaum während der übrigen Zeit des Jahres. Die Anfälle treten gewöhnlich zur gleichen Tageszeit auf, am häufigsten nachts. Ein solcher Anfall kann etwa ein bis zwei Stunden dauern, wobei sich die Schmerzen meist langsam steigern, dann etwa eine Stunde mit gleichbleibender Heftigkeit anhalten und dann wieder langsam abklingen. Am Höhepunkt des Anfalls kann es zu einer Ausbreitung der Schmerzen kommen, sowohl hinunter zur Wange als auch nach oben über die Stirn bis in Höhe des Scheitels. Weiters kommt es zu einer Rötung der betroffenen Gesichtshälfte, das Auge beginnt zu tränen, und die Nasenschleimhaut schwillt an.

Zur Behandlung werden die gleichen Medikamente wie bei der Migränetherapie verwendet. Auch bei diesen Kopfschmerzen kann es ratsam sein, Ergotamin-Injektionen zu verabreichen. Denn wenn man Ergotamin in Tablettenform zu sich nimmt, dauert es längere Zeit, bis die Wirkung einsetzt.

Da die Anfälle sehr häufig nachts auftreten, kann es sich als günstig erweisen, Ergotamin-Zäpfchen zu verwenden, die man rektal verabreicht, wodurch das Ergotamin über die Schleimhaut des Mastdarms in den Blutkreislauf aufgenommen wird und so seine Wirkung entfalten kann. Als letzte Maßnahme in erfolglosen Fällen kann man auch bei Cluster-Kopfschmerz einen Versuch mit Methysergid machen.

Spannungskopfschmerz

Streßsituationen und Angstzustände, wie sie durch großen Leistungsdruck im Beruf oder durch private Sorgen ausgelöst werden können, führen oft zu Verspannungen der Hals- und Schultermuskulatur, aber auch zu sogenannten Spannungskopfschmerzen. Vor allem Menschen, die große Anforderungen an sich selbst stellen und sich schwer erreichbare Ziele setzen, bekommen diese Kopfschmerzen, wenn die Belastungen zu groß werden. Ihre Häufigkeit liegt etwa 25% über der von

Migräne. Die Spannungskopfschmerzen halten meist den ganzen Tag über an und nehmen im Verlauf des Tages oft noch an Intensität zu. Manchmal treten sie nur in besonderen Streßsituationen auf, in schweren Fällen jedoch mitunter sogar täglich. Oft wird der Schmerz wie ein festes Band, das sich um den Kopf legt, empfunden oder als Gewicht beschrieben, das auf Kopf und Schultern lastet. Die Schmerzen breiten sich meist von der Stirn über den Scheitel bis zum Nacken aus oder umgekehrt. Manchmal treten am Beginn jedoch sowohl Stirn-Kopfschmerzen als auch Hinterkopf- und Nackenschmerzen auf, die dann im Verlauf des Tages ineinander übergehen und den ganzen Kopf erfassen.

Der Grund dafür ist, daß die Muskeln des Schädeldaches eine zusammenhängende Schichte von der Stirn bis zum Hinterkopf bilden und die Anspannung eines dieser Muskeln somit auch eine Auswirkung auf den Spannungszustand der anderen Muskeln hat.

Zu einer solchen Anspannung der Muskeln des Kopfes kommt es auch bei lang andauernder intensiver Konzentration auf eine bestimmte Sache, wie z. B. das Autofahren bei starkem Verkehr oder über lange Strecken. Jedoch nicht nur die Streßsituationen des Straßenverkehrs wirken sich belastend aus, sondern auch ein langes Stillhalten des Kopfes trägt dazu bei, daß sich die Muskeln verspannen und schließlich zu schmerzen beginnen. Die Gründe für die Entstehung von Spannungskopfschmerzen sind also streß-, konzentrations- und haltungsbedingte Verspannungen der Kopf- und Nackenmuskeln.

Medikamentöse Behandlung: Als erstes wird man versuchen, die Kopfschmerzen durch einfache schmerzstillende Medikamente, wie Paracetamol oder äcetylsalicylsäurehältige Präparate (Aspirin), zu lindern (vorgeschriebene Dosierung dabei immer beachten). Wenn jedoch die Kopfschmerzen besonders heftig sind und Tag für Tag auftreten, dann wird man durch Medikamente allein die Schmerzen sicher nicht bekämpfen können. In diesem Fall wird es notwendig sein, sich als Betroffener über mögliche Ursachen — etwa ständige Streßsituationen — klar zu werden, um sie in Zukunft ganz bewußt zu vermeiden. Es gibt leider viele Menschen, die die zwei-, drei- oder sogar mehrfache Menge der vorgeschriebenen Dosis eines schmerzstillenden Mittels einnehmen, weil sie glauben, dadurch eine schnellere und bessere Wirkung zu erzielen.

Eine solche unkontrollierte, über längere Zeit durchgeführte Einnahme von schmerzstillenden Medikamenten kann jedoch zu schweren körperlichen Schäden, z. B. an der Magenschleimhaut oder zu Leberschäden, führen. Halten Sie sich deshalb immer an die von Ihrem Arzt vorgeschriebene Dosierung, und nehmen Sie nicht verschiedene Medikamente gleichzeitig. Über die Folgen einer unkontrollierten Einnahme dieser Medikamente finden Sie mehr in Kapitel 10. Jedoch möchte ich schon hier darauf hinweisen, daß eine Überdosierung und auch die gleichzeitige Einnahme verschiedener Präparate vor allem zu ernst zu nehmenden Nierenschäden führen kann.

Selbsthilfe: Medikamente allein führen bei Spannungskopfschmerzen oft nicht zu einer völligen Schmerzbefreiung. Es gilt nämlich nicht nur, den bestehenden Schmerz zu lindern, sondern man muß auch der Ursache der Schmerzen — den Verspannungen der Muskulatur — entgegenwirken. Das läßt sich durch gezielte Anwendung bestimmter Entspannungsmethoden erreichen. (Mehr darüber finden Sie auf den Seiten 106 bis 108).

Wie wichtig es wäre, Streßsituationen zu vermeiden, kann man auch daran erkennen, daß Menschen mit Spannungskopfschmerzen in ihrer Freizeit oder im Urlaub nur sehr selten darunter leiden. Falls auch die Entspannungsübungen nicht zum gewünschten Erfolg führen, sollte man einen Versuch mit der Biofeedback-Methode wagen. Sie beruht darauf, daß sich der Mensch meist sehr anstrengt, ein bestimmtes Ziel zu erreichen, wenn es einen Gradmesser für seine Bemühungen gibt. So wie z. B. auch ein Sportler dann schneller laufen wird, wenn andere gute Läufer mit ihm in einem Rennen starten. Das ist also das Prinzip des „Biofeedback". Zu diesem Zweck werden Sensoren an den Fingern angebracht, die u. a. die Herzfrequenz (= Pulsrate) und die Schweißabsonderung messen. Nimmt nun eine der registrierten Größen zu, so wird das an dem mit den Sensoren verbundenen Meßgerät entweder als schneller werdendes optisches oder akustisches Signal deutlich. Das Ziel dieser Methode ist, auf diese Weise zu lernen, das vom Biofeedback-Gerät gegebene Signal zu verlangsamen, was bedeutet, daß man versucht, Einfluß auf seine Körperfunk-

tionen zu nehmen. Wenn man sich in angespanntem Zustand befindet, so beginnt das Herz schneller zu schlagen und man beginnt zu schwitzen, auch wenn man sich dieser Veränderungen nicht bewußt ist. Durch das Biofeedback-Gerät wird man jedoch darauf aufmerksam gemacht. In dem Bestreben, die Signalfolge wieder zu verlangsamen, wird man danach trachten, die auslösende Ursache — in diesem Fall die Anspannung — auszuschalten und damit auch die dadurch verursachten Kopfschmerzen. Wenn man diese Methode beherrscht, kann man nach einer gewissen Zeit auch ohne das Biofeedback-Gerät die gleichen Erfolge erzielen.

Weitere sehr wichtige Methoden, um körperliche und psychische Entspannung zu erlangen, sind Yoga, Meditation, Massagen (siehe Kap. 12) und Hypnose (Kap. 11). Jedoch werden alle angeführten Methoden nur dann Erfolg haben können, wenn man versucht, Streßsituationen möglichst aus seinem Alltag zu verbannen.

„Kaumuskelverspannungsschmerz" (Masseterdysfunktionssyndrom)

Diese Form des Kopfschmerzes weist große Ähnlichkeit zum Spannungskopfschmerz auf, da die Entstehungsursache ebenfalls eine Muskelverspannung ist. Betroffen sind in diesem Fall die Kaumuskeln, die das Öffnen und Schließen des Mundes bewerkstelligen. Meist sind Menschen von diesem Schmerzsyndrom betroffen, die unbewußt ständig ihre Zähne gegeneinander pressen. Dadurch kommt es zu einer fortwährenden Anspannung der Kaumuskulatur und infolgedessen zu äußerst heftigen Schmerzen, die nicht nur den Wangenbereich erfassen, sondern in den meisten Fällen auch vor allem in den Nacken ausstrahlen bzw. nach oben bis in den Schläfenbereich. Bei 80% der Betroffenen treten diese Schmerzen nur einseitig auf, bei den übrigen 20% sogar beidseitig. Die Region über dem Kiefergelenk ist dabei sehr druckempfindlich. Dieses Schmerzsyndrom betrifft vor allem auch die sogenannten „Zähneknirscher" — Menschen, die im Schlaf mit ihren Kiefern malmende Bewegungen durchführen, wobei ein lautes Knirschen hörbar ist. Diese nächtlichen Kaubewegungen können nicht nur zu Verspannungen der Kaumuskeln führen, sondern auch dazu, daß sich die Kauflächen der Zähne immer mehr abschleifen. Deshalb hat man besondere Vorrichtungen entwickelt, um dem entgegenzuwirken — U-förmige Plastikschienen, die genau auf die Kauflächen der Zähne passen und über Nacht getragen werden müssen. Dadurch kann man nicht nur das Abschleifen der Zähne verhindern, sondern Ober- und Unterkiefer können dadurch auch nicht so fest gegeneinander gepreßt werden, die Kaumuskeln können sich entspannen. Als zusätzliche Hilfe kann man Tranquilizer (Beruhigungsmittel), wie z. B. Diazepam (Valium®), in niedriger Dosierung nehmen. Aber man sollte auch sämtliche Methoden der Entspannung, wie sie auf den Seiten 106 bis 108 näher beschrieben werden, durchführen. Die gleichen Schmerzen können auch bei angeborenen oder erworbenen Veränderungen der Kieferform und der Zahnstellung auftreten. Es gelten auch dafür die gleichen Behandlungsrichtlinien.

„Kater" („Katzenjammer")

Diesen Zustand haben wahrscheinlich die meisten von uns schon selbst erlebt. Wenn man abends „zu tief ins Glas geschaut" hat, dann kann es schon vorkommen, daß einem am nächsten Morgen der Schädel „brummt" — bedingt durch eine leichte Alkoholvergiftung. Wenn man innerhalb kurzer Zeit größere Mengen Alkohols zu sich nimmt, so kann die Entgiftungsfähigkeit des Körpers überfordert werden. Es dauert dann längere Zeit, bis der Alkohol völlig abgebaut ist. Diese Entgiftung wird hauptsächlich in der Leber durchgeführt. Sie ist jedoch nicht das einzige Organ, das bei einem Alkohol-Exzeß in Mitleidenschaft gezogen wird — auch der Magen und das Gehirn. Was den Magen betrifft, so greift Alkohol die Magenschleimhaut an, im Gehirn wirkt er auf die Nervenzellen. Alkohol hat dort die Wirkung eines Anästhetikums (Betäubungsmittels). Das ist auch der Grund für die „schwere Zunge" und die oft unkoordinierten Bewegungen eines Betrunkenen — er ist vom Alkohol „betäubt". Damit es erst gar nicht zum „Kater" kommt,

sollten Sie folgende Ratschläge befolgen:

- Nehmen Sie sich zum Trinken Zeit, trinken Sie langsam.
- Greifen Sie zwischendurch auch zu alkoholfreien Getränken.
- Essen Sie, bevor Sie mit dem Trinken beginnen.
- Trinken Sie vor dem Zubettgehen etwa

einen halben Liter süße, d. h. zuckerhältige Limonade. Dadurch wird der Blutzuckerspiegel angehoben und dem Körper Flüssigkeit zugeführt, die ihm hilft, den Alkohol abzubauen und auszuscheiden.

- Nehmen Sie am Morgen ein Antacidum, d. h. ein Mittel, das die Magensäure neutralisiert.
- Nehmen Sie Vitamin C zu sich (in Tablettenform oder als Brausetablette, die man in Wasser auflöst); es wird Ihrer Leber helfen, den Alkohol abzubauen.
- Nehmen Sie eine schmerzstillende Tablette, z. B. Paracetamol.

Was Sie vermeiden sollten:

- Auf leeren Magen zu trinken.
- Sprudelnde, kohlensäurehaltige Alkoholika zu trinken, da diese die Magenschleimhaut besonders reizen und außerdem die Alkoholaufnahme ins Blut beschleunigen.
- Verschiedene alkoholische Getränke zu mischen oder durcheinander zu trinken.
- Ein Aspirin zu nehmen, da die darin enthaltene Acetylsalicylsäure die Magenschleimhaut zusätzlich reizt.
- Alkohol zu trinken, um den „Kater zu ersäufen", was anfangs zwar die Symptome verschleiert, ihn im Endeffekt jedoch nur noch schlimmer macht. Außerdem fördert dieses Vorgehen die Alkoholabhängigkeit.

Durch Speisen und Gewürze verursachte Kopfschmerzen

Es gibt Menschen, die Kopfschmerzen bekommen, wenn sie kalte Speisen, z. B. Eiscreme, zu sich nehmen. Der Grund dafür dürfte eine Reizung des Vagusnervs sein. Dieser Nerv ist ein Hirnnerv, der bis zum Magen hinunterzieht. Auch geräuchertes Fleisch kann Kopfschmerzen auslösen, denn die darin enthaltenen Nitrite können die Blutgefäße erweitern und so den Schmerz verursachen. In vielen Restaurants, vor allem in chinesischen, werden die Speisen mit Sojasoße gewürzt. Diese enthält jedoch Natriumglutamat, das bei manchen Menschen zu Kopfschmerzen, Schwindel, Benommenheit und Bauchkrämpfen führen kann. Deshalb hat man diesen Symptomkomplex „Chinese-restaurant-syndrom" benannt. In all diesen Fällen erübrigt sich jedoch eine Behandlung, wenn man die „schmerzerzeugenden" Speisen und Gewürze ausfindig macht und sie in Zukunft tunlichst meidet.

Schwachsichtigkeit und Kopfschmerz

Schwachsichtigkeit, sowohl Kurz- als auch Weitsichtigkeit, kann durch Verspannungen der Augenmuskeln zu Augenschmerzen und Kopfschmerzen führen. Wenn Sie feststellen, daß Sie etwa beim Lesen angestrengt die Stirn runzeln oder mit den Augen blinzeln, dann sollten Sie einen Augenfacharzt aufsuchen.

Kopfverletzungen. Leichte Kopfverletzungen, z. B. das Anschlagen des Kopfes an einer offen gelassenen Tür eines Küchenkästchens, wie sie durch Unachtsamkeit im täglichen Leben recht häufig vorkommen, führen meist nur zu geringen und kurzfristigen Kopfschmerzen. Länger anhaltende Kopfschmerzen können aber z. B. nach einer Gehirnerschütterung auftreten, die mitunter sogar mit vorübergehender Bewußtlosigkeit verbunden sein kann. In solchen Fällen können die Beschwerden auch über mehrere Wochen bestehenbleiben.

Peitschenschlag-Phänomen. Eine Peitschenschlagverletzung entsteht durch das Vorwärts- und Rückwärtsschleudern des Kopfes, typischerweise bei Auffahrunfällen. Dabei kommt es zu einer Überbeanspruchung der Muskeln und Bänder der Halswirbelsäule. In der Folge treten meist Kopf- und Nackenschmerzen auf. Diese Kopfschmerzen werden durch Bewegungen des Kopfes noch verstärkt und können auch von Ohrensausen und Schwindel begleitet sein (siehe auch Seite 50).

Der Einfluß des Blutdrucks. Durch hohen Blutdruck können heftige, pochende Kopfschmerzen verursacht werden. Diese Schmerzen sind morgens meist besonders stark und lassen dann im Verlauf des Tages nach. Bei manchen Menschen steigt der Blutdruck nur von Zeit zu Zeit auf sehr hohe Werte an, oft verbunden mit ebensolchen nur vorübergehend bestehenden Kopfschmerzen. Wenn der Blutdruck schließlich wieder absinkt verschwinden auch sie wieder.

Gehirntumor. Die meisten Menschen, die häufig an Kopfschmerzen leiden, haben davor Angst, daß der Grund ein Tumor sein könnte. Die Wahrscheinlichkeit, daß Kopfschmerzen einen Gehirntumor zur Ursache haben, ist aber relativ gering, wenn man bedenkt, daß bei nur 1% der Patienten, die wegen therapieresistenter Kopfschmerzen ein Spital aufsuchen, ein solcher festgestellt wird. Außerdem treten bei einem Tumor im Gehirn zusätzlich zu den Kopfschmerzen auch noch andere Symptome auf, z. B. Übelkeit und Erbrechen, Benommenheit, Schwächegefühl in den Gliedmaßen und Sehstörungen (vor allem Doppelbilder). Die Kopfschmerzen werden weiters in diesem Fall meist durch Husten, Niesen, Niederbücken oder durch andere Anstrengungen verstärkt und sind morgens am heftigsten. Wenn Kopfschmerzen, verbunden mit den oben beschriebenen Symptomen, in relativ kurzer Zeit, etwa innerhalb von drei Monaten, immer stärker werden, dann darf man natürlich einen Gehirntumor als Ursache nicht ausschließen und muß eine neurologische Untersuchung durchführen lassen.

Wenn Sie also an Kopfschmerzen leiden, die ständig heftiger werden und womöglich auf eine medikamentöse Therapie nur schlecht ansprechen, dann sollten Sie Ihren Arzt aufsuchen, um sicherzugehen, daß man keinesfalls eine ernsthafte Erkrankung übersieht.

7. ZAHNSCHMERZEN UND SCHMERZEN IN DER MUNDREGION

Zahnschmerzen dürfen unter allen starken Schmerzen, denen der Mensch ausgesetzt sein kann, am häufigsten vorkommen — ganz besonders in den westlichen Ländern, wo der Verbrauch von Zucker, der zu Karies führt, außerordentlich hoch ist. Obwohl man einschränkend sagen kann, daß seit dem Angebot fluoridhaltiger Zahnpasten und der in wenigen Ländern, wie etwa Neuseeland, durchgeführten Fluorisierung des Trinkwassers die Zahnkaries und ihre Begleiterscheinungen zurückgehen. Neuere Untersuchungen von Prof. Ronald Melzak u. a. an der McGill University in Kanada stellen die Heftigkeit von Zahnschmerzen über die von Arthritis (siehe Diagramm auf Seite 19). Diese Schmerzen werden andererseits ganz offensichtlich äußerst erfolgreich behandelt. Als Beweis darf die Tatsache gelten, daß nur wenige von uns mit Zahnschmerzen herumlaufen — und sollte das einmal der Fall sein, kann der Schaden normalerweise relativ rasch und einfach behoben werden. Da die Zähne an ihrer Oberfläche unempfindlich sind, kann man leicht vergessen, daß sie lebende Bestandteile unseres Organismus sind. Nichtsdestoweniger können Zahnschmerzen eine Reihe verschiedener Ausgangspunkte haben.

Die Zähne

Ein Zahn besteht aus drei Schichten (siehe Abbildung). Jener Teil, den wir sehen können, da er das Zahnfleisch überragt, die sogenannte Zahnkrone, wird vom Zahnschmelz, der härtesten Substanz unseres Körpers, überzogen. Der Schmelz überzieht allerdings nicht den ganzen Zahn, sondern endet ein Stück unter dem Zahnfleisch. Die Schicht unterhalb des Zahnschmelzes wird von einer ebenfalls relativ harten Substanz, die dem Zahn seine Form verleiht, gebildet, dem Dentin oder Zahnbein. Im Zentrum des Dentins liegt die Zahnhöhle, die von der Zahnpulpa (Zahnmark) ausgefüllt wird, die aus lockerem Bindegewebe besteht. Die Pulpa enthält Nerven

und Blutgefäße und versorgt den Zahn mit Nährstoffen. Zwischen Dentin und Pulpa existieren winzige röhrenförmige Verbindungen, die sogenannten Dentinkanälchen, über die unter anderem auch der Transport der Nährstoffe erfolgt. Jede Zahnwurzel steckt in einem knöchernen Zahnfach des Kiefers (einer sogenannten Alveole). Die Wurzelspitze wird jeweils vom Wurzelkanal durchbohrt, so daß dort eine kleine Öffnung entsteht, über die die Zahnpulpa ernährt wird. Bei Kindern und Jugendlichen können diese Öffnungen, bis das Wachstum der bleibenden („zweiten") Zähne abgeschlossen ist, relativ groß sein.

Wie Zahnschmerzen entstehen können

Wärme und Kälte: Zunächst muß man sich vor Augen halten, daß Zahnschmerzen auch ohne jegliche Schäden oder Löcher entstehen können. Denken Sie beispielsweise daran, was (möglicherweise) passiert, wenn Sie „etwas Kaltes" essen. Die meisten unter uns wissen, daß es höchstwahrscheinlich ein bißchen weh tut, wenn die Vorderzähne direkt, sagen wir mit Eiscreme, in Berührung kommen. Nicht jeder empfindet diesen Kälteschmerz, aber viele Menschen kennen das unangenehme Gefühl, von dem vor allem die vorderen, also die Schneidezähne, betroffen sind. Dazu kommt es, wenn die Nerven der Zahnpulpa stimuliert werden, und man vermutet, daß das an der Grenze zwischen Pulpa und Dentin geschieht. Kommt jetzt der Zahn mit einem eiskalten Getränk oder Eiscreme in Berührung, so dringt die Kälte in kurzer Zeit bis in jenen Bereich vor, wo Zahnmark und Zahnbein zusammentreffen, und man verspürt Schmerz. Manchmal kann es auch durch heiße Getränke oder Suppe dazu kommen.

Außerdem ist der Schmelz-Überzug der einzelnen Zähne verschieden. Er ist an den relativ kleinen Schneidezähnen am dünnsten, und sie sind es gewöhnlich auch, die vom Kälteschmerz betroffen sind. Bei manchen Men-

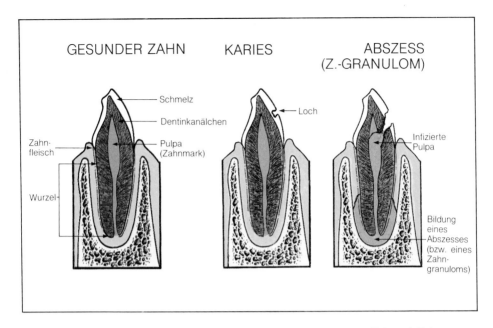

GESUNDER ZAHN   KARIES   ABSZESS
(Z.-GRANULOM)

- Schmelz
- Dentinkanälchen
- Pulpa (Zahnmark)
- Loch
- Infizierte Pulpa

Zahnfleisch

Wurzel

Bildung eines Abszesses (bzw. eines Zahngranuloms)

Ein gesunder Zahn (links), ein kariöser Zahn (Mitte) und ein entzündeter Zahn mit Zahngranulom (rechts).

schen ist der Zahnschmelz überhaupt schwächer ausgeprägt, was für deren gesteigerte Empfindlichkeit gegenüber Temperatur-Reizen mitverantwortlich sein dürfte.

Zahnkaries (Zahnfäule, Zahnzerfall): Verständlicherweise wird die Entstehung von Schmerzen begünstigt, wenn die Zahnoberfläche — durch ein durch Karies verursachtes Loch — beschädigt ist oder wenn durch Zahnfleisch-Schwund das Dentin freiliegt. Auslösende Ursache für Zahnkaries ist die Bildung von Zahnbelägen aus Bakterien und Speiseresten, und zwar ganz besonders durch Zucker (Kohlenhydrate). In der Folge entsteht durch das Zusammenwirken von Bakterien und Kohlenhydraten Säure, die den Zahnschmelz und das Dentin schädigt. Im Gegensatz zu dem, was Sie vielleicht erwarten würden, ist Karies selbst nicht schmerzhaft. Hat die Karies einmal zu einer Freilegung der Dentinkanälchen geführt, so entwickelt sich eine starke Empfindlichkeit gegenüber heißen und kalten Getränken und Speisen sowie kalter Luft. Ebenso wie es eine bestimmte Zeit dauert, bis es soweit kommt, bedarf es auch einiger Zeit, bis sich die Dinge wieder normalisieren. Währenddessen ist der heftige klopfende Schmerz unvermeidlich.

Zahnfüllungen: Entdeckt der Zahnarzt einen kariösen Zahn, so entfernt er unter örtlicher Betäubung (Lokalanästhesie, siehe Kapitel 10) mit dem Bohrer die befallenen Schichten und schließt den dadurch entstandenen Hohlraum mit einer Füllung („Plombe"). Sie muß einem enormen Druck, der während des Beißens entsteht, standhalten und besteht daher üblicherweise aus Metall. Da Metall Hitze und Kälte jedoch außerordentlich gut leitet, beginnt der Zahnarzt mit einer Zementschicht, die als Isolierung dient. Wenn er das nicht täte, bereitete Ihnen Essen und Trinken jedesmal Schmerzen!

Die Füllung verbindet sich allerdings nicht mit dem Zahnbein (Dentin), sondern es herrscht lediglich ein sehr enger Kontakt zwischen beiden. Unglücklicherweise bestehen kleine Unterschiede in der Ausdehnung bei Hitzeeinwirkung bzw. dem Zusammenziehen bei Kälte von Füllungsmaterial und Dentin. Daher kann zwischen beiden ein Spalt entstehen, der mitunter ziemlich stark variiert, entsprechend der stark schwankenden Temperaturen unserer Speisen und Getränke — von der heißen Suppe bis zur Eiscreme. Wenn ein derartiger Spalt existiert, haben diese Temperaturunterschiede viel größere Auswirkungen. Und wenn wir Substanzen mit hohem osmotischen Druck zu uns nehmen — das sind solche, die die Tendenz haben, Flüssigkeit anzuziehen —, wie beispielsweise Karamel oder andere zuckerhaltige Stoffe, so herrscht in und um einen bestehenden Spalt ein hoher osmotischer Druck, und Flüssigkeit gelangt daraufhin in die Dentinkanälchen. Das Ergebnis sind Schmerzen.

Das Auffinden der Schmerzquelle: Eine der Schwierigkeiten, denen sich Zahnärzte häufig gegenübersehen, wenn wir mit Zahnschmerzen zu ihnen kommen, ist die, daß es für sie nicht immer einfach ist, sofort festzustellen, welcher Zahn dafür verantwortlich ist. Der Grund ist das Ausstrahlen der Schmerzen. Wer von uns kennt nicht das Gefühl, wenn sich Zahnschmerzen nach ein paar Stunden bereits über eine ganze Gesichtshälfte erstrecken? Es ist dann unmöglich, genau auf den schmerzenden Zahn zu deuten. Das einzige, was wir in dieser Situation tun können, ist, den ungefähren Schmerzbereich anzugeben. Allerdings kann uns eine Röntgenaufnahme den „Missetäter" dadurch liefern, daß sie einen allfälligen Kariesbefall sichtbar macht. In einem „gut gefüllten" Mund jedoch — und die meisten von uns werden einige von früheren Behandlungen stammende Füllungen haben — kann es notwendig werden, die eine oder andere alte Zahnfüllung zu entfernen, um zur aktuellen Schmerzquelle vorzudringen. Es wird sich dabei möglicherweise herausstellen, daß sich darunter oder an der Seite erneut Karies gebildet hat.

Durch Infektion verursachte Zahnschmerzen

Bisher habe ich vor allem über die durch Hitze- und Kälteeinwirkungen ausgelösten Zahnschmerzen gesprochen. Was ist nun mit jenen, die aufgrund einer Infektion entstehen können? Wenn Zahnkaries bis zur Zahnpulpa vorgedrungen ist, kommt es zu einer akuten Entzündung. Diese kann sich zwar auf eine Stelle beschränken, erfaßt allerdings gewöhnlich rasch die ganze Pulpa. Wie bei jeder Entzündung kommt es lokal zu einer gesteigerten Durchblutung sowie zu einer Schwellung aufgrund des Austritts von Blutflüssigkeit aus Arterien und Venen, bedingt durch eine erhöhte Durchlässigkeit der Gefäßwände. Die Zahnpulpa ist aber von harten, unelastischen Substanzen — Dentin und Schmelz — umgeben, die sich nicht ausdehnen, wodurch der Druck im Zahn zunimmt. Bei jedem Herzschlag steigt für einen Moment der Druck in unseren Arterien, was auch zu einer dementsprechenden Druckerhöhung in der Pulpa führt. Der durch die Infektion verursachte Zahnschmerz zeichnet sich daher durch ein charakteristisches Herzschlag-synchrones Klopfen aus. Er kann sich ausbreiten und über Stunden anhalten. Durch heiße oder kalte Getränke, durch den durch Beißen erzeugten hohen Druck oder durch Klopfen auf den Zahn können die Schmerzen noch schlimmer werden.

Was kann man tun? Eine Pulpa-Infektion

Die am häufigsten verwendeten Wörter aus dem „McGill-Fragebogen" (Seite 18) zur Beschreibung von Zahnschmerzen.

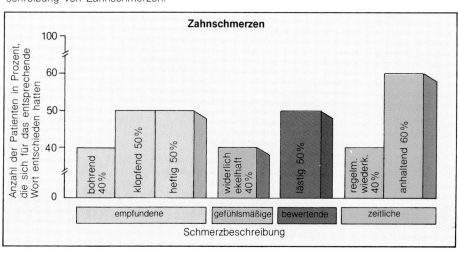

wird behandelt, indem man den infizierten Teil der Pulpa so früh als möglich entfernt. Ist bereits das ganze Zahnmark abgestorben, so wird entweder der Zahn gezogen, oder man entfernt nur die Pulpa durch Aufbohren des Zahnes und eine darauffolgende, mehrmalige Behandlung. Bis zum Abklingen der Infektion werden außerdem Antibiotika gegeben. Ist sie völlig verschwunden, so erhält der Zahn schließlich eine Dauerfüllung. Dieses Verfahren ist zwar sehr teuer und zeitaufwendig, doch wird dadurch der Zahn gerettet.

Was passieren kann, wenn eine rechtzeitige Behandlung versäumt wird:

Bleibt eine Entzündung der Zahnpulpa unbehandelt, so stirbt sie letztlich ab. Damit verschwinden (vorerst) auch die Schmerzen. Unglücklicherweise bedeutet das jedoch gewöhnlich, daß sich die Situation nur noch weiter verschlechtert hat, da zu diesem Zeitpunkt die Infektion meist auch schon den die Zahnwurzel-Spitze umgebenden Kieferknochen erfaßt hat. Man nennt das eine periapikale Infektion, d. h. eine Infektion „um die Zahnwurzel-Spitze herum". Die durch sie verursachten Schmerzen können entweder gleichzeitig mit jenen, die durch die Pulpa-Infektion ausgelöst werden, auftreten oder aber erst einige Zeit, nachdem das Zahnmark bereits abgestorben ist. Der periapikale Schmerz tritt häufiger bei Kindern auf. Im Unterschied zu jenem aufgrund einer infizierten Zahnpulpa handelt es sich dabei um einen anhaltenden Schmerz, der durch Hitze- oder Kälteeinwirkung nicht stärker wird. Er ist jedoch ebenfalls durch Herzschlag-synchrones Klopfen gekennzeichnet. Auch er wird durch Zubeißen und dann, wenn man mit dem Finger auf den betroffenen Zahn klopft, schlimmer. Durch letzteres läßt sich der kranke Zahn normalerweise leicht ermitteln. Wenn Sie jedoch das versuchen, sollten Sie vorsichtig vorgehen, da der ausgelöste Schmerz fürchterlich sein kann.

Gelingt es nicht, diese Infektion in den Griff zu bekommen, so wird sie sich weiter ausbreiten. Es besteht dann nicht nur die Gefahr einer Allgemeinerkrankung, wenn die durch die Infektion entstehenden Gifte in die Blutbahn gelangen, sondern sie wird sich schließlich auch in Form eines Zahngeschwürs oder eines Zahnabszesses manifestieren.

Die einfachste Methode, einem derartigen Prozeß zu begegnen, ist natürlich wieder, den Zahn zu ziehen — und man wird das in schweren Fällen mitunter auch tun müssen. Doch wird es in den meisten Fällen ausreichen, den Zahn, wie vorhin erwähnt, aufzubohren und den im Laufe der fortschreitenden Infektion entstandenen Eiter abzuleiten.

„Erste Hilfe" bei Zahnschmerzen

Aufgrund der zunehmenden Schäden, die durch Zahnkaries oder etwa durch eine Infektion entstehen können, ist es außerordentlich wichtig, gleich nach dem erstmaligen Auftreten von Zahnschmerzen die fachkundige Betreuung durch den Zahnarzt in Anspruch zu nehmen. Ist ein sofortiger Zahnarzt-Besuch aus irgendeinem Grund nicht möglich, so können Sie z. B. durch Mundspülungen mit warmer Bicarbonat-(„Speisesoda-")Lösung eine vorübergehende Linderung erzielen. Haben Sie ein durch Karies verursachtes Loch im Zahn, können Sie sich dadurch Erleichterung verschaffen, indem Sie versuchen, es mit einem Stückchen Baumwolle, das Sie vorher in Nelkenöl oder einem anderen Präparat tränken, auszufüllen. Diesbezüglich wird Ihnen auch Ihr Apotheker gute Ratschläge geben können.

Tips, um Zahnschmerzen vorzubeugen

Um Ihre Zähne — von einem geringfügigen Maß an Karies und anderen unbedeutenden Problemen abgesehen — weitgehend gesund zu erhalten, ist es zweifellos besonders wichtig, die Zähne regelmäßig zu putzen und sich richtig zu ernähren. Die folgenden Richtlinien sollen dazu beitragen, Ihre Zahnarzt-Besuche zu verringern:

● Putzen Sie Ihre Zähne mindestens zweimal pro Tag — nach dem Frühstück und vor dem Schlafengehen, am besten aber nach jeder Mahlzeit.

● Achten Sie darauf, daß Ihre Zahnbürste so geformt ist, daß Sie damit auch die Zwischenräume erreichen, und auch auf den Zustand der Borsten, um den Zahnbelag wirklich vollständig entfernen zu können.

● Verwenden Sie fluoridhaltige Zahnpasten, um den Zahnschmelz zu härten und Karies zu verringern.

● Bürsten Sie Ihre Zähne von oben nach unten und von einer Seite zur anderen, und vergessen Sie dabei nicht, auch das Zahnfleisch ein wenig zu massieren.

● Verwenden Sie Zahnseide — einen starken,

oft gewachsten Faden —, um nach den Mahlzeiten Beläge und Nahrungsreste aus den Zwischenräumen zu entfernen.

- Versuchen Sie, auf Süßigkeiten und zuckerhaltige Limonaden zu verzichten oder sie zumindest stark einzuschränken. Wenn Sie etwas Süßes essen, putzen Sie anschließend sobald als möglich Ihre Zähne.
- Gehen Sie alle sechs Monate zum Zahnarzt. Damit geben Sie ihm die Möglichkeit, gegen beginnende Karies einzuschreiten, noch bevor ein schmerzhaftes Stadium erreicht ist. Außerdem hat er Gelegenheit, regelmäßig vorbeugende Maßnahmen, wie etwa Abschleifen und Zahnsteinentfernung, zu treffen.

Zahngeschwüre und -abszesse

Ein Zahngeschwür stellt das Endstadium einer Zahninfektion dar und ist gewöhnlich mit der Ausbildung eines Zahnabszesses (Schwellung aufgrund von Eitersammlung) zwischen der Wangen-Innenseite und dem Zahnfleisch verbunden. Jeder, der auf regelmäßige zahnärztliche Kontrollen verzichtet, läuft Gefahr, zumindest einmal in seinem Leben ein solches Zahnabszeß zu bekommen. Jegliche Form von Behandlung zur Linderung der durch das Geschwür und die Entzündung verursachten Schmerzen kann immer nur eine Überbrückungshilfe sein. Die einzige wirklich effektive Therapie besteht in der Beseitigung der Ursache — des Zahnes oder der infizierten Zahnpulpa!

Auch bei Kindern können sich Zahngeschwüre ausbilden. Doch dürften sie in diesem Fall nicht so schmerzhaft sein, da ihre Zähne einerseits nicht so weit ins Zahnfleisch und in das Kiefer hineinreichen und andererseits die Wurzeln der Milchzähne beim Durchbruch der bleibenden Zähne resorbiert, d. h. nach und nach „aufgelöst" werden. So daß dann schließlich nur noch jeweils die Milchzahn-Krone mit dem Zahnfleisch zusammenhängt (und daher auch leicht abgelöst werden kann). Aus diesem Grund läuft eine Infektion bei Kindern stets näher an der Oberfläche ab und ist dadurch leichter zu behandeln. Zahnärzte warten damit normalerweise so lange, bis auch andere zahnhygienische Maßnahmen notwendig werden, um dem Kind eine mehrmalige Lokalanästhesie zu ersparen. Kinder mit Zahngeschwüren scheint eine derartige „Wartezeit" allerdings nicht weiter zu stören.

Die trockene Alveole: Es handelt sich dabei um einen seltenen Zustand, der nach dem Ziehen eines Zahnes auftritt und überaus starke Schmerzen verursachen kann. Nach der Zahnextraktion füllt sich die Alveole — das knöcherne Zahnfach des Kiefers, in dem der Zahn steckt — normalerweise mit Blut, das schließlich gerinnt. Dieser „Blutklumpen" wird dann allmählich in die Alveole mit einbezogen. Manchmal ist nun aber die Bildung des Blutgerinnsels gestört oder bricht etwa durch unvorsichtige Mundpflege wieder auf. In diesen Fällen entsteht die trockene oder leere Alveole. Innerhalb von 48 Stunden entwickelt sich im Bereich des gezogenen Zahnes ein heftiger, dumpfer und ausstrahlender Schmerz. Die Behandlung besteht darin, die Nahrungsrückstände, die sich unvermeidlich in der Alveole angesammelt haben, auszuschwemmen, eine Heilsalbe aufzutragen und die Wunde schließlich mit Gaze abzudecken. Auf diese Weise wird es zur allmählichen Abheilung der Alveole und zu einem ziemlich raschen Verschwinden der Schmerzen kommen.

Das Zähnekriegen („Zahnen")

Babys: Die ersten Zähne des Milchgebisses — die Schneidezähne — kommen gewöhnlich etwa ab dem sechsten Monat zum Vorschein. Es kann sein, daß das Baby auf jeden neuen Zahndurchbruch mit leichtem Unbehagen reagiert. Manchmal ist ein kleiner Fleck auf der Wange über dem entsprechenden Zahn bzw. ein etwas gerötetes Zahnfleisch sichtbar, oft gibt es jedoch außer einer gewissen Unruhe und weinerlichen Verstimmung des Kindes keine weiteren Anzeichen dafür.

Die glückliche Mehrzahl der Babys scheint unter dem Zähnekriegen nur wenig oder überhaupt nicht zu leiden. Alle anderen müssen diesen Zustand etwa zweieinhalb Jahre ertragen, bis alle oder zumindest die meisten ihrer Milchzähne durchgebrochen sind. Eltern sollten versuchen, ihre zahnenden Babys zu trösten, sie abzulenken und ihnen eventuell als schmerzstillendes Medikament, ein Paracetamol-Präparat für Kinder verabreichen, wenn sie nachts aufgrund ihrer Schmerzen aufwachen und nicht schlafen können. Abhilfe kann auch dadurch geschaffen werden, daß das Kind auf etwas Hartes beißt, beispielsweise einen eigens dafür bestimmten wassergefüllten Zahnring; es kann aber auch eine Karotte oder Zwieback sein. Es gibt außerdem einige gesetzlich geschützte Zahn-Salben und -Gels, die geringe Mengen eines Lokalanästhetikums enthalten und Schmerzen dadurch ebenfalls günstig beeinflussen können. Verständlicherweise hält ihr Effekt bei Kleinkindern allerdings nur kurzfristig an, da diese meist mit vermehrtem Speicheln und Ablecken auf den „Fremdkörper" reagieren, wodurch das Präparat rasch verdünnt und damit seine Wirkung abgeschwächt wird. Geben sie einem Baby, das Zähne bekommt, niemals eine Süßigkeit, damit es daran saugen kann, da das dem wachsenden Zahn unbedingt schadet. Wenn Ihr Kind plötzlich Fieber oder Durchfall bekommt oder den Appetit verliert, konsultieren Sie bitte *immer* einen Arzt, da diese Symptome fast nie mit dem Zahnen in Zusammenhang stehen.

Teenagers und Erwachsene: Die meisten Menschen sehen im Zähnekriegen ein Problem, das nur Babys und Kleinkinder betrifft. Dabei vergessen sie, daß jeder über vierzehn ähnliche Schmerzen im hinteren Abschnitt von Ober- und Unterkiefer, beim Durchbruch der Weisheitszähne, eventuell noch einmal durchmachen muß. Weisheitszähne kommen gewöhnlich etwa bis zum 24. Lebensjahr zum Vorschein, obwohl es manchmal auch länger dauern kann, bis sie vollständig durch das Zahnfleisch durchgebrochen sind.

Der Schmerz, der ungemein heftig werden kann, steigert sich allmählich und hält etwa sieben bis zehn Tage an, bis der Zahn die Zahnfleischoberfläche durchstoßen hat, und klingt dann wieder ab. Einfache schmerzstillende Medikamente, wie Aspirin und Paracetamol, sollten zur Linderung der Beschwerden ausreichen, und auf etwas Hartes zu beißen, kann auch in diesem Fall hilfreich sein.

Geschwüre der Mundregion

Es kann immer wieder zur Entstehung kleiner, relativ schmerzloser und rasch abheilender Geschwüre kommen, wenn man sich z. B. in die Wange beißt oder wenn man etwa — bei älteren Menschen — eine schlecht sitzende Zahnprothese wiederholt gegen eine Wange reibt. Davon abgesehen leiden manche Menschen an sogenannten Aphthen. Sie treten regelmäßig bei Jugendlichen und jüngeren Erwachsenen auf und finden sich bei Frauen häufiger als bei Männern. Bei diesen Geschwüren handelt es sich um weißliche (manchmal gelblich erscheinende), von einem roten Saum umgebene Defekte der Mundschleimhaut, die etwa einen Durchmesser von zwei Millimeter haben. Sie treten einzeln oder in geringer Zahl (zwei bis drei) auf, können besonders durch den Genuß saurer, scharfer bzw. stark gewürzter Speisen äußerst schmerzhaft sein und heilen innerhalb einiger Tage ab. Allerdings treten sie chronisch rezidivierend, d. h. immer wiederkehrend, auf.

Da die Ursachen für das Entstehen von Aphthen unbekannt sind, ist lediglich eine symptomatische Behandlung möglich. Ihr Arzt kann Ihnen verschiedene Substanzen verschreiben, diese kleinen Geschwüre gleichsam wie ein schützender Film bedecken sollen. Beispielsweise Carboxymethylzellulose, die manchmal mit einem sogenannten steroidalen Antiphlogisticum kombiniert, das die Entzündung hemmen soll. Man kann auch eine Cholinsalicylat-Salbe verwenden oder kleine Tabletten, die Hydrocortison-hemisuccinat enthalten, im Mund zergehen lassen, um den Entzündungsprozeß einzudämmen. Schließlich kann auch das Gurgeln mit einer schwachen Salzlösung zu einer Linderung der Beschwerden beitragen.

Herpes simplex („Fieberblasen")

Man unterscheidet bei den Herpesviren zwei Gruppen, A und B. Die Gruppe A umfaßt die verschiedenen Formen des Herpes-simplex-Virus, das u. a. jene Bläschen im Bereich der Lippen und des Mundes verursacht, die man im Volksmund als Fieberblasen bezeichnet. Zunächst entstehen — nach Juckreiz und Spannungsgefühl — kleine, flüssigkeitsgefüllte Blasen, die in der Folge aufplatzen und verkrusten. Bevor diese Krusten zur Gänze ausgebildet sind, entwickeln sich kleine schmerzhafte Geschwüre, die aber schließlich vollständig abheilen. Hat das Herpes-simplex-Virus die Haut einmal infiziert, so bleibt es anschließend dort sozusagen untätig verborgen, bis es etwa durch eine Erkältung, eine Grippe, eine Mandelentzündung oder auch nur durch Sonnenbestrahlung wieder reaktiviert wird und daraufhin die Bildung einer ganzen Reihe neuer Bläschen auslöst. Es gibt keine ursächliche Behandlung, und man kann im wesentlichen nur die Dinge ihren Lauf nehmen lassen, obwohl Ihr Arzt Ihnen eventuell ein Präparat, wie Idoxuridin, verschreiben kann, um den Juckreiz und die Schmerzen zu lindern.

8. FRAUENLEIDEN

Periodenschmerz

Er tritt gewöhnlich unmittelbar vor oder mit dem Beginn der Menstruation auf und bleibt einige Tage bestehen. Vermutlich leiden 50% aller Frauen irgendwann einmal unter einer schmerzhaften Regelblutung, und bei etwa 9% sind die Schmerzen so stark, daß die betroffenen Frauen dadurch gezwungen werden, für ein oder zwei Tage der Schule oder dem Arbeitsplatz fernzubleiben. Besteht eine Neigung zur Dysmenorrhoe, so tritt diese normalerweise bald nach der ersten Menses auf und hört gewöhnlich nach dem 25. Lebensjahr allmählich wieder auf. Man sagt auch, daß dieses Problem durch eine Schwangerschaft gelöst wird. Das mag zwar in vielen Fällen zutreffen, jedoch ganz sicher nicht bei allen; einige Frauen müssen bis zur Menopause mit dieser Belastung leben.

Die Schmerzen werden durch heftige, krampfartige Kontraktionen der Gebärmutter-Muskulatur hervorgerufen. Vor und während der Menstruation werden eine Reihe körpereigener chemischer Substanzen im Bereich der Gebärmutter freigesetzt. Man nimmt an, daß manche Frauen ein bestimmtes Prostaglandin (siehe Seite 9) produzieren, das die schmerzhaften Muskelkontraktionen auslöst. Andere Theorien gehen davon aus, daß diese Frauen nicht genügend des weiblichen Sexualhormons Progesteron bilden bzw. zu wenig Vitamin B_6 zu sich nehmen.

Obwohl der Periodenschmerz bei jenen Frauen, die an Dysmenorrhoe leiden, gewöhnlich zwischen dem 20. und 30. Lebensjahr allmählich abklingt, gibt es noch eine zweite Form dieser Regelstörung, die erst nach dreißig plötzlich beginnt. Da sie häufig gemeinsam mit anderen Problemen im Beckenbereich, wie etwa Infektionen oder Fibromen (gutartigen Bindegewebe-Geschwülsten) auftritt, sollte man in einem solchen Fall eine Untersuchung durchführen lassen.

Therapie: Die einfachste Methode, Dysmenorrhoe zu behandeln, ist die Anwendung schmerzstillender Mittel, wie Aspirin oder Paracetamol. Aspirin hat dabei als sogenannter „Prostaglandin-Antagonist" den zusätzlichen Vorteil, daß es unter anderem auch die Bildung jenes Prostaglandins hemmt, das für die Auslösung des starken Periodenschmerzes mitverantwortlich gemacht wird. Tabletten, die eine Kombination aus Paracetamol und Codein enthalten, sind ziemlich stark wirksam. Es kann sich oft lohnen, zunächst eine davon zu nehmen und, sollte das keine Erleichterung bringen, nach 45 Minuten auch noch eine zweite. Zu beachten ist, daß nach zwei Tabletten Müdigkeit und Schwindel, gelegentlich aber auch Übererregung auftreten können. Wenn Sie sehr starke Schmerzen haben, kann es mitunter notwendig werden, daß Sie sich einige Zeit hinlegen und weitere starke, schmerzstillende Medikamente nehmen müssen, die Ihnen Ihr Arzt verschreiben kann (siehe Kapitel 10).

Manche Frauen versuchen zunächst Aspirin, aufgrund seiner Prostaglandin-hemmenden Wirkung, erzielen dadurch aber keine Schmerzlinderung und kommen schließlich dahinter, daß sie auf andere Prostaglandin-Antagonisten besser ansprechen. Dazu gehören z. B. Mefenaminsäure (die gegen Menstruationsbeschwerden besonders wirksam sein dürfte), Ibuprofen oder Indometacin — Substanzen, die auch bei entzündlichen Prozessen, wie etwa Arthritis, eingesetzt werden.

Eine andere medikamentöse Therapie, die mitunter erfolgreich sein kann, ist die Verabreichung des körpereigenen weiblichen Sexualhormons Progesteron oder eines Gestagens — das sind künstlich hergestellte Hormone mit Progesteron-ähnlichen Eigenschaften — um ein allfälliges Ungleichgewicht im Hormonhaushalt auszugleichen. Eventuell sind auch Vitamin-B_6-Präparate, die den Vorteil haben, daß man sie rezeptfrei bekommt, gegen Periodenschmerzen wirksam. Sie verwendet man auch zur Behandlung des sogenannten „Prämenstruellen Syndroms", bei dem es in den letzten Tagen vor Menstruationsbeginn zu charakteristischen Störungen, wie Kopf- und Brustschmerzen, Völlegefühl und depressiven Verstimmungen kommt. Und natürlich verhindern Sie eine schmerzhafte Menses auch dadurch, daß Sie die „Pille" nehmen: jener Vorgang, im Zuge dessen Prostaglandine freigesetzt werden — der Eisprung (Ovulation) —, wird verhindert, und es kommt lediglich zu einer „künstlich" herbeigeführten Blutung.

Andere Methoden, die schon von vielen Frauen erfolgreich gegen Dysmenorrhoe angewendet wurden, sind Reizstrom-Therapie (Elektrostimulation), Wärmebehandlung, Gymnastik und Entspannungsübungen (siehe Kapitel 11 und 12).

Ein weiterer wichtiger Aspekt, den man sich vor Augen halten sollte, ist der, daß in unserer westlichen Kultur die Menstruation über Jahrzehnte als „Unglück" und als „etwas Unsauberes" hingestellt wurde. Ein etwa daraus resultierendes Gefühl von Unsicherheit und falscher Scham kann nun tatsächlich zu einer Verstärkung bestehender Schmerzen führen. Indem man versucht, seinen Körper möglichst genau kennenzulernen und zu begreifen, daß die Menstruation ein genauso natürlicher Vorgang wie, sagen wir, das Zähnekriegen ist, kann man durchaus eine Erleichterung seiner Beschwerden herbeiführen!

Die Geburt (Entbindung)

Über die Schmerzen während des Geburtsvorgangs gibt es eine ganze Reihe falscher Vorstellungen, deren Berichtigung ich für wichtig halte. Das gilt besonders für die Anschauung, daß — obwohl eine Geburt normalerweise schmerzhaft ist — eine Frau nur unbedeutende oder überhaupt keine Schmerzen verspürt, wenn sie vor der Entbindung Schwangerschaftsgymnastik betreibt und verschiedene Entspannungsübungen erlernt. Das trifft ganz einfach nicht zu. Ebenso wird oft argumentiert, daß Kontraktionen der Gebärmutter-Muskulatur auch normalerweise stattfinden und deshalb auch die Muskelaktivität während der Geburt nicht schmerzhaft sein kann. Nun, aber sie ist es dennoch. Zum Beispiel bereitet uns auch die Muskulatur des Darmes, die sich kontrahiert, um den Nahrungsbrei zu transportieren, in der Regel keinerlei Beschwerden. Leiden wir aber vorübergehend an Verstopfung, so muß sie gegen einen bestimmten Widerstand arbeiten, und plötzlich werden wir sehr wohl Schmerzen verspüren. Zugegeben, es gibt Frauen (zwischen 7 und 14%), die während der Entbindung nur geringfügige oder gar keine Schmerzen empfinden. Sie sind eine glückliche Minderheit. Sie bedürfen weder einer natürlichen Geburtstechnik noch irgendeiner anderen Hilfe. Für die Mehrheit jedoch ist der Geburtsschmerz überaus heftig — einer der ärgsten Schmerzen, denen ein Mensch ausgesetzt sein kann. Das Seltsame ist, daß die Frauen

selbst üblicherweise nicht über die Intensität dieser Schmerzen sprechen. Das liegt teilweise daran, daß der Mensch all das, woran er sich nicht gerne erinnert, leicht vergißt, teilweise daran, daß die meisten Babys doch „Wunschkinder" sind und die Freude daher den Schmerz überdeckt.

Die Schmerzen während der Geburt kommen aus zwei Regionen: eine ist der sogenannte Gebärmutter-Körper (Corpus uteri), in dem das Kind liegt; die andere setzt sich zusammen aus dem unteren Teil der Gebärmutter — dem sogenannten Gebärmutter-Hals (Cervix uteri) —, der daran anschließenden Scheide sowie der umgebenden Beckenboden-Muskulatur, die gemeinsam den Geburtskanal bilden. Der Geburtsvorgang ist an rhythmische Kontraktionen der Gebärmutter-Muskulatur — die Wehen — gebunden. Diese Muskelverkürzungen üben auf den Gebärmutter-Hals Zugwirkungen aus, so daß er sich langsam öffnet. Durch die Wehen wird auch die Fruchtblase — eine Vorstülpung der Eihäute — gebildet, in die Fruchtwasser hineingepreßt wird und die dann dem Kind vorausgeht und ebenfalls zur Eröffnung des Geburtskanals beiträgt. Gegen Ende der Öffnung der Cervix uteri kommt es zum „Blasensprung", und das Fruchtwasser fließt ab.

Die Nervenversorgung der Gebärmutter aus dem Rückenmark stammt aus dem Bereich der Lendenwirbelsäule, so daß die heftigen, krampfartigen Schmerzen der Wehen bis relativ hoch in den Rücken hinauf ausstrahlen.

Hat sich der Gebärmutter-Hals einmal so weit ausgedehnt, daß der Kopf — der größte Körperteil des Neugeborenen — hindurchtreten kann, so erfolgt danach die Geburt des übrigen Körpers relativ rasch. Und es ist nur natürlich, daß die durch das heftige „Hindurchpressen" des kindlichen Körpers verursachte starke Dehnung des Geburtskanals ganz einfach schmerzhaft sein muß. Diese enorme Erweiterung der daran beteiligten Strukturen hat jedoch zur Folge, daß sie sich in Zukunft leichter ausdehnen, was eine Erleichterung bei weiteren Schwangerschaften bedeutet.

Prof. Ronald Melzack hat seinen „McGill-Schmerz-Fragebogen" (siehe Seite 18 und 19) zur Ermittlung des Schmerz-Ausmaßes bei der Geburt verwendet, unter Zuhilfenahme des sogenannten „Schmerz-Reihungsindex". Dieser Index ist die Gesamtaufstellung der

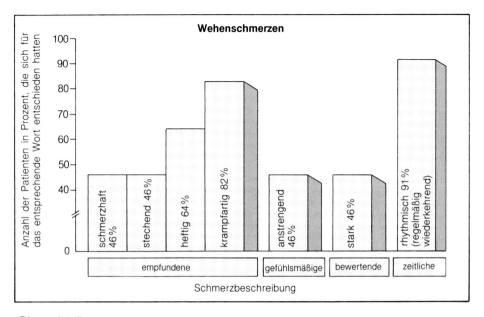

Wehenschmerzen

Anzahl der Patienten in Prozent, die sich für das entsprechende Wort entschieden hatten

empfundene: schmerzhaft 46 %, stechend 46 %, heftig 64 %, krampfartig 82 %

gefühlsmäßige: anstrengend 46 %

bewertende: stark 46 %

zeitliche: rhythmisch 91 % (regelmäßig wiederkehrend)

Schmerzbeschreibung

Die am häufigsten verwendeten Wörter aus dem „McGill-Fragebogen" (Seite 18) zur Beschreibung des Wehenschmerzes.

punktemäßigen Bewertungen der von den befragten Patienten gewählten Schmerzbeschreibenden Wörter aus dem Fragebogen. Durch die Anwendung des Index kam Melzack für verschiedene häufig auftretende Schmerzzustände zu folgenden Ergebnissen: Rücken- und durch Krebs verursachte Schmerzen: zirka 28; Zahnschmerzen und Arthritis: zirka 20. Frauen, bei denen die Wehen bereits eingesetzt hatten, wurden gebeten, zwischendurch den Schmerz-Fragebogen auszufüllen: Für Erstgebärende ergab sich ein Schmerz-Index von 34, für jene Frauen, die zumindest schon ein Kind hatten, einer von 30! Allerdings fielen nicht alle Frauen in diesen Bereich, manche lagen darüber, einige darunter. Bei Erstgebärenden ergab sich bei zirka 65% ein Index zwischen 22 und 41, bei zirka 10% einer, der unter 21 lag, und für zirka 25% ergab sich ein Schmerz-Index über 42 — ein äußerst hohes Maß an Schmerzintensität!

Aufgrund der weltweiten Allgemeingültigkeit dieser heftigen Schmerzen widmet sich bereits eine Reihe von Ärzten und Wissenschaftern der Erforschung von Möglichkeiten zu deren Linderung bzw. Ausschaltung.

Geburtsvorbereitung

Diesbezügliche Kurse verfolgen zwei Ziele: Einerseits wird versucht, den werdenden Müttern die Angst vor der Geburt zu nehmen, indem man ihnen erklärt, welche Veränderungen während der Schwangerschaft im Körper vorgehen und was sie in der letzten Phase vor der Entbindung — mit dem Einsetzen der Wehen — erwartet. Andererseits sollen sie lernen, ihren Körper in bestimmter Weise besser zu beherrschen: durch spezielle Atemtechniken, richtige Unterstützung der Preßwehen sowie wirkungsvolle Entspannungsübungen. Man faßt die Anwendung solcher Methoden gewöhnlich unter dem Begriff „natürliche Geburt" oder auch „Psychoprophylaxe" zusammen, deren Ziel es ist, die Anwendung von Medikamenten und anderen „künstlichen" Mitteln zur Schmerzlinderung während der Wehen — etwa Akupunktur oder elektrische Reizstrom-Therapie — einzuschränken oder auszuschalten.

Wie wirkungsvoll ist nun eine derartige Geburtsvorbereitung? Die Durchführung solcher Übungen während des Geburtsvorganges bewirkt eine Ablenkung und Entspannung, so daß man die Schmerzen als nicht so stark empfindet. Viele Frauen glauben fest an den Erfolg dieser Techniken.

Die Frage, welchen Einfluß sie auf den Wehenschmerz haben, wurde in der Studie von Prof. Melzack berücksichtigt. Er fand dabei heraus, daß — bei Verwendung des „Schmerz-

Fragebogens" — ein derartiges Geburtstraining zwar ohne Zweifel zu Angaben führt, die sich von denen, die im Zuge „herkömmlicher" Geburten gemacht werden, unterscheiden und auch statistisch deutlich werden, daß diese gezielte Vorbereitung auf die Entbindung die Schmerzen jedoch nicht auf ein wesentlich niedrigeres Niveau absenken kann. Prof. Melzacks Arbeit zeigte, daß sich bei 26 erstgebärenden Müttern ohne Geburtstraining für den Wehenschmerz ein durchschnittlicher Index-Wert von 37 ergab, während er bei 61 speziell vorbereiteten Frauen bei rund 33 lag. Dieser geringere Wert liegt noch immer über jenem, der im Durchschnitt für Krebsleiden ermittelt wurde?

Die Tatsache, daß Schwangere sich ganz bewußt auf die Geburt vorbereiten und dann dennoch Schmerzen verspüren, kann eine Reihe von Konsequenzen nach sich ziehen. Denn viele Frauen erwarten sich zuviel von diesem Geburtstraining und fühlen sich oft „verraten und verkauft", wenn sie trotz aller ihrer Bemühungen bei der Entbindung dann dennoch heftige Schmerzen haben. Das kann mitunter dazu führen, daß sie in Panik geraten und plötzlich glauben, irgend etwas sei nicht in Ordnung. Unter Umständen fühlen sie sich auch schuldig, alle jene, die ihnen unter großem Zeitaufwand die Vorbereitungsübungen beigebracht hatten, nun im Stich gelassen zu haben, und beginnen daraufhin manchmal sogar, an sich selbst zu zweifeln!

Die Einstellung der werdenden Mutter sowie das Verhalten des ihr zur Seite stehenden medizinischen Personals ist zweifellos von großer Bedeutung. Wenn die Schwangere nicht gerade eine besonders geringe Schmerztoleranz besitzt, so wird sie, falls sie auf das, was auf sie zukommt, vorbereitet ist und sie von Ärzten und Hebammen als ein mündiger, verständiger und am Geschehen aktiv beteiligter erwachsener Mensch akzeptiert wird, zwar vielleicht starke Schmerzen haben, damit aber viel leichter fertig werden können. Gezielte Geburtsvorbereitung ist wichtig und durchaus nützlich, aber man sollte deswegen keine Schuldgefühle bekommen, wenn man trotzdem ein schmerzstillendes Mittel verlangt; wenn man auch vielleicht ursprünglich gerade das vermeiden wollte. Von Müttern, die von Prof. Melzack befragt wurden, erhielten z. B. über 80% derjenigen, die ein Geburtstraining absolviert hatten, Epidural-Anästhesie.

Schmerzlinderung während der Wehen

Zwischen 50 und 60% aller Frauen erhalten in dieser Phase schmerzstillende Mittel, entweder auf Wunsch oder weil man manchmal bedauerlicherweise keine andere Wahl hat. Obwohl alle der anschließend genannten Medikamente die Plazenta passieren und damit in den kindlichen Blutkreislauf gelangen, sind ihre Auswirkungen auf das Kind — sofern sie zur richtigen Zeit in der richtigen Dosierung gegeben werden — minimal und nur von kurzer Dauer.

Tranquilizer („Beruhigungsmittel"), wie beispielsweise Diazepam (Valium®), wird man einer Frau eventuell dann geben, wenn sie an hohem Blutdruck leidet und sehr aufgeregt oder ängstlich ist. Allerdings sollte die Anwendung von Tranquilizern nach Möglichkeit vermieden werden.

Pethidin kann dann verabreicht werden, wenn die Wehen bereits weit fortgeschritten sind und starke Schmerzen verursachen. Es wird intramuskulär injiziert, seine schmerzstillende Wirkung ist nach zirka 20 Minuten voll ausgebildet und hält zwei bis fünf Stunden an.

Lachgas (N_2O, Stickoxydul) wird in Form eines „Gas/Luft-Gemisches" (Lachgas + Sauerstoff) gewöhnlich am Ende der ersten Phase der Geburt (Eröffnungsphase) bzw. zu Beginn der zweiten Phase (Austreibungsphase, das Kind schiebt sich nun durch den Geburtskanal und wird geboren) in geringer Dosis über eine Gesichtsmaske angeboten. Der Vorteil besteht darin, daß die Frauen selbst die Maske immer dann nehmen können, wenn sie die Schmerzen nicht mehr auszuhalten glauben.

Pudendus-Anästhesie: Dabei wird unmittelbar vor der Geburt über die Scheide ein Lokalanästhetikum in den sogenannten Nervus pudendus injiziert. Das führt zu einer Betäubung des unteren Drittels des Geburtskanals und der äußeren Genitalien.

Epidural-Anästhesie: Dabei wird ein Lokalanästhetikum in den sogenannten Epiduralraum injiziert, das ist ein Spaltraum zwischen der das Rückenmark umgebenden harten Hirnhaut (Dura) und dem knöchernen Wirbelkanal. Über die gelegte Kanüle kann das Anästhetikum bei Bedarf nachgespritzt werden. Diese Methode ermöglicht eine nahezu schmerzlose Geburt, da die Frau etwa von der Taille abwärts betäubt (empfindungslos) ist.

Dennoch ist sie aber bei vollem Bewußtsein. Eine Epidural-Anästhesie sollte allerdings immer von einem geübten Anästhesisten durchgeführt werden. Trotzdem kann es unter anderem zu Erbrechen oder Blutdruckabfall kommen. Manchmal sind Frauen, da sie Schmerzen ja nicht spüren, auch nicht in der Lage, die Wehen in der letzten Phase ausreichend durch Pressen zu unterstützen, so daß die Geburt dann länger dauert und häufiger eine Zangengeburt notwendig wird.

Relativ neu ist die Anwendung der Epiduralanästhesie bei Kaiserschnitt-Entbindungen (siehe unten), wodurch volles Bewußtsein der Mutter auch bei dieser Form der Geburt ermöglicht wird. Über viele Jahre hindurch haben Ärzte — immer wieder mit Erfolg — sehr viel Zeit dafür aufgewendet, neue Methoden zur Schmerzlinderung während des Geburtsvorgangs zu entwickeln, von der ersten Lachgas-Anwendung bis hin zur modernen Technik der Epiduralanästhesie. Da diese Maßnahmen mit einem gewissen Risiko verbunden sind, wäre es aber wichtig, wenn Frauen versuchten, ihre Babys auf ganz natürliche Weise zu bekommen. Voraussetzung dafür ist jedoch, daß keine wie immer gearteten Risiken vorliegen, die jene, die durch „künstliche" Schmerzlinderung bzw. -ausschaltung entstehen können, noch überwiegen. Ich persönlich glaube, daß man Frauen vor der Entbindung besser und wahrheitsgemäß darüber aufklären sollte, was sie erwartet, und daß man ihnen beibringen sollte, die zur Verfügung stehenden Hilfsmittel dann in Anspruch zu nehmen, wenn die Schmerzen während der Geburt unerträglich werden.

Schmerzen nach der Geburt

Es ist ganz natürlich, daß Sie nach der Geburt Ihres Kindes müde sind. Es kann auch sein, daß Ihnen das Harnlassen etwa in den ersten 24 Stunden danach Beschwerden bereitet, und überhaupt wird Ihnen der gesamte Bereich zwischen Ihren Beinen weh tun. Die Muskelkontraktionen der Gebärmutter halten meist auch nach der Entbindung an, vor allem, um die Plazenta zu gebären (Nachgeburt). Die dadurch verursachten sogenannten Nachschmerzen können allerdings manchmal noch einige Tage bestehen bleiben, besonders bei Frauen, die schon mehrmals geboren haben. Während des Stillens werden sie mitunter überaus heftig, sind aber ein gutes Zeichen dafür, daß sich die Gebärmutter zurückbildet.

und allmählich wieder Normalgröße annimmt. Schmerzstillende Medikamente wie Aspirin führen gewöhnlich zu einer ausreichenden Linderung der Schmerzen, ohne dabei über die Muttermilch nachteilige Wirkungen für das Neugeborene zu entfalten.

Episiotomie (Scheidendammschnitt): Dieser chirurgische Schnitt wird, sobald der Kopf des Kindes erscheint, des öfteren — von der Scheide in Richtung After (die Region dazwischen bezeichnet man als Damm) — durchgeführt, um den Geburtskanal zu erweitern und damit einen gewaltsamen Damm(ein)riß zu verhindern. Dieser Schnitt wird nach der Geburt selbstverständlich genäht. Viele Frauen bezeichnen die Episiotomie nachher als „einigermaßen" bis „ziemlich" schmerzhaft. Eine neuere Studie des „National Childbirth Trust", in der 1800 Frauen in Großbritannien befragt wurden, ergab, daß bei 65% dieser Frauen eine Episiotomie ausgeführt worden war. Viele von ihnen klagten über Schmerzen beim Nähen der Wunde sowie über Schmerzen unterschiedlicher Intensität während der darauffolgenden Tage, die besonders das Sitzen erschwerten. Zirka 20% klagten über Schmerzen beim Geschlechtsverkehr, die mindestens 3 Monate anhielten.

Sie können die Wundheilung fördern und die Schmerzen lindern, indem Sie z. B. heiße Salz-Bäder nehmen. Übungen zur Straffung der Beckenbodenmuskulatur, wie Sie vielleicht schon aus einem Geburtsvorbereitungskurs kennen — etwa auch die, als wollten Sie während des Urinierens den Harnstrahl stoppen —, können den Heilungsprozeß ebenfalls beschleunigen. Weiters sollten Sie reichlich Grobfasern mit der Nahrung zu sich nehmen, beispielsweise in Form von Vollkornprodukten, Obst und Gemüse, um so eine möglichst problemlose und damit weitgehend schmerzfreie Stuhlentleerung zu erzielen. Vielleicht beruhigt es Sie auch, sich hin und wieder mit Hilfe eines Spiegels Ihre Nähte anzusehen und zu verfolgen, wie der — wirklich nur kleine — Einschnitt abheilt.

Kaiserschnitt (Schnittentbindung): Eine Schnittentbindung verursacht, wie jede Operation, nach dem Eingriff — sogenannte postoperative — Schmerzen. Die vorhin beschriebenen Nachschmerzen (unter anderem durch die Rückbildung der Gebärmutter) können daher in diesem Fall — aufgrund der nun „zusätzlich" schmerzenden Bauchdecke — beson-

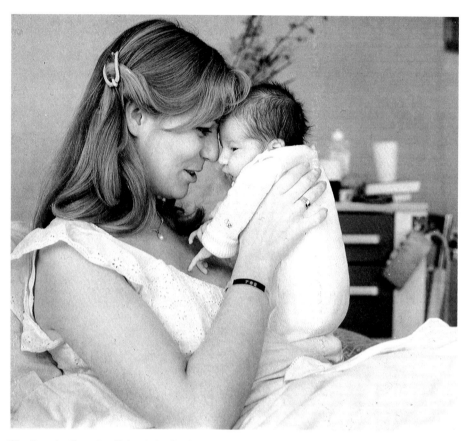

Die Freude über das Baby läßt die Schmerzen während der Geburt rasch vergessen.

ders heftig sein. In manchen Krankenhäusern wird bei Frauen, bei denen die Schnittentbindung unter Epiduralanästhesie durchgeführt wird, die Kanüle anschließend noch belassen, um noch weiter Anästhetikum nachspritzen zu können und so den Müttern über die ersten, besonders schmerzhaften Stunden nach der Geburt hinwegzuhelfen. Ist die Kanüle einmal entfernt und hat die lokale Betäubung nachgelassen, sollten schmerzstillende Medikamente — zunächst stark wirksame, wie Pethidin, danach schwache, etwa Aspirin oder Paracetamol — angeschlossen werden. Das Kind nimmt zwar gewisse Mengen dieser Arzneimittel über die Muttermilch auf, doch können sie ihm in den entsprechenden Konzentrationen keinerlei Schaden zufügen. Abgesehen von den durch die Operationswunde verursachten Schmerzen, können sich auch Beschwerden seitens der (Harn-)Blase ergeben. Für die Dauer des Kaiserschnitts wird

man zwar einen (Blasen-)Katheter ansetzen, doch kann es nach seiner Entfernung, vor allem dann, wenn die Blase gefüllt ist, zu krampfartigen Schmerzen kommen.

Um schmerzhafte Anstrengungen beim Stuhlgang zu vermeiden, sollten Sie möglichst viele Ballaststoffe mit der Nahrung zu sich nehmen, z. B. in Form von Kleie; zusätzlich zur Spitalsverpflegung. Bei Verzicht auf eine derartige faserreiche Kost kann die Anwendung von Abführmitteln notwendig werden!

Niesen, Husten oder Lachen wird Ihnen zwar für einige Zeit Schmerzen bereiten, aber sicher nicht zu einem Aufplatzen Ihrer Wundnaht führen. Wenn Sie mit den Händen ein wenig dagegen drücken, wird Ihnen das Erleichterung bringen. Entspannungsübungen während Ihres Spitalaufenthaltes können körperlicher und geistiger Anspannung und damit auch einer Zunahme der Schmerzen vorbeugen.

9. ANDERE FORMEN VON SCHMERZ

Selbstverständlich ist es bei einem Buch dieses Umfangs nicht möglich, sich mit jeder Variante der verschiedensten Schmerzzustände, denen man als Mensch ausgesetzt sein kann, eingehend zu beschäftigen, da diese Aufgabe mehrere Bücher erfordern würde. Ich habe mich daher durchwegs auf die häufigsten Schmerz-Ursachen konzentriert sowie auf jene, die man durch Eigeninitiative als Betroffener selbst besonders günstig beeinflussen kann. In den Kapiteln 10 bis 12 werde ich ärztliche Maßnahmen sowie Selbsthilfe-Methoden, die bei nahezu allen Formen von Schmerz nützlich sind, beschreiben. Zunächst möchte ich allerdings noch auf einige andere Schmerzzustände eingehen, die, wenn sie auch kein jeweils eigenes Kapitel in Anspruch nehmen, doch jährlich die Schmerzen von Millionen von Menschen verursachen. Glücklicherweise gelingt es meist, diese Beschwerden entweder völlig loszuwerden oder sie zumindest auf ein erträgliches Maß zu reduzieren.

„Nervenschmerzen im Gesichtsbereich"

Der medizinische Fachausdruck dafür lautet Trigeminus-Neuralgie. Unter Neuralgie verstehen wir Schmerzen, die sich entlang des Verlaufs eines Nervs ausbreiten. In diesem Fall sind es einseitige Schmerzen entlang eines Astes des sogenannten Nervus trigeminus. Der Schmerz durchzuckt blitzartig das Gesicht, hält etwa eine Minute lang an und erfaßt gewöhnlich Stirn, Wange, Lippen und Kiefer. Es handelt sich dabei normalerweise um einen schneidenden oder brennenden Schmerz, der ganz außerordentlich heftig ist. Er kann durch Kieferbewegungen während des Essens oder Sprechens, durch Gähnen, Niesen, Waschen des Gesichts oder durch einen kalten Luftzug ausgelöst werden und macht es dem Betroffenen dann nahezu unmöglich, z. B. weiterzuessen oder zu sprechen. Anschließend ist die Haut in diesem Bereich mitunter geschwollen und stark druckschmerzhaft. Die Trigeminus-Neuralgie tritt besonders nach dem 50. Lebensjahr auf und ist bei Frauen häufiger als bei Männern. Sie ist einer der wenigen Schmerzzustände, die un-

behandelt dermaßen intensiv sind, daß von Patienten immer wieder Selbstmord-Absichten geäußert werden.

In der Vergangenheit wurde die Trigeminus-Neuralgie behandelt, indem man den Nerv entweder durch fortlaufende Injektionen bestimmter Alkohol-Lösungen betäubte oder ihn durch chirurgische Durchtrennung ausschaltete. Unglücklicherweise kam es jedoch bei ca. 10% der auf diese Art behandelten Patienten dennoch zur Entstehung neuer Schmerzen. Mehr Erfolg hat man mit neueren Methoden, entweder der Anwendung von Carbamazepin (das die plötzliche Entladung schmerzhafter Nervenimpulse zu verhindern scheint) oder mit einer nur teilweisen Ausschaltung des entsprechenden Nervs, wodurch ein gewisses Empfindungsvermögen erhalten bleibt.

Schmerzen in der Bauchregion

Beschwerden in diesem Bereich, der vom Brustkorb einerseits und der Leistengegend andererseits begrenzt wird, können eine ganze Reihe verschiedener Ursachen haben. Gewöhnlich bedarf es einer ärztlichen Untersuchung, um die richtige herauszufinden. Hier sind einige der häufigsten:

Hiatushernie: Das Zwerchfell ist eine muskuläre Trennwand zwischen Brustkorb und Bauchhöhle. Es enthält u. a. eine spaltförmige Durchtrittsstelle für die Speiseröhre (Oesophagus), den Hiatus oesophageus. Durch eine Erweiterung dieser „Öffnung" im Zwerchfell, aufgrund einer Muskelschwäche, kann es zu einem Durchtritt des oberen Teils des Magens — der ja an die Speiseröhre anschließt — aus dem Bauch in den Brustraum kommen. Man nennt das eine Hiatushernie; sie ist die häufigste Form eines Zwerchfellbruchs.

Es kann sein, daß eine Hiatushernie — wenn überhaupt — nur geringfügige Probleme macht, wie etwa leichte Verdauungsstörungen oder Schluckauf. Normalerweise kommt es jedoch sehr oft zu einem Rückfluß von Magensäure in die Speiseröhre und daraufhin zu einer Entzündung der Speiseröhren-Schleimhaut, ein Zustand, den der Arzt als (Reflux-)Oesophagitis bezeichnet. Daraus resultiert schließlich ein schmerzhaftes Brennen hinter dem Brustbein — Sodbrennen —, das beim Hinunterbeugen und im (flachen) Liegen noch schlimmer wird. Dieser Zustand kommt relativ häufig vor, betrifft öfter Frauen, speziell während der Schwangerschaft, sowie Menschen mittleren Alters, besonders wenn sie übergewichtig sind.

Abnehmen ist die wirkungsvollste Maßnahme. Dabei können rezeptfreie Antacida-Medikamente, die die Magensäure neutralisieren, — gegen das Sodbrennen helfen. Außerdem ist es vorteilhaft, auf mehreren Kopfkissen zu schlafen (oder das Kopfende des Bettes ein Stück anzuheben) und unmittelbar vor dem Schlafengehen nichts mehr zu trinken.

Halten die Beschwerden dennoch weiter an, so kann Ihnen Ihr Arzt andere Medikamente verschreiben, die die Produktion des sauren Magensaftes verringern. Als letzter Ausweg bleibt schließlich die operative Behebung des Zwerchfellbruches. Man kann danach das Krankenhaus innerhalb von zwei bis fünf Tagen wieder verlassen und wenige Wochen später bereits wieder arbeiten. Um ein Wiederauftreten dieses Leidens zu verhindern, sollte man in den ersten 12 Wochen nach der Operation keine schweren Lasten heben und Übergewicht unbedingt vermeiden.

Gastritis: Es ist dies der medizinische Fachausdruck für eine Entzündung der Magenschleimhaut. Sie wird gewöhnlich durch den Genuß stark gewürzter oder stark öliger Speisen, sowie durch größere Alkoholmengen ausgelöst, indem es zu einer Reizung der inneren Auskleidung des Magens, das heißt der Schleimhaut, kommt. In der Folge entstehen verdauungsstörungsähnliche Schmerzen und Übelkeit. Auch Rauchen wird mit der Entstehung von Gastritis in Zusammenhang gebracht, und verschiedene Medikamente, wie z. B. Aspirin, führen bekanntermaßen ebenfalls zu einer Reizung der Magenschleimhaut (siehe Kapitel 10). Wahrscheinlich leidet fast jeder von uns irgendwann einmal an Gastritis. Charakteristische Symptome sind Appetitlosigkeit, Übelkeit, Brechreiz, eventuell auch Sodbrennen. Die Einhaltung einer leichten, hauptsächlich flüssigen Diät für ein paar Tage, die es dem Magen ermöglicht, sich zu erholen, sowie der Verzicht auf die mutmaßlichen auslösenden Ursachen für den akuten Anfall (z. B. Alkohol, Nikotin) sind normalerweise für eine Heilung ausreichend.

Werden die Beschwerden durch eine durch Bakterien verursachte Lebensmittelvergiftung, durch eine Allergie oder eine Virusinfektion hervorgerufen, so spricht man von einer Gastroenteritis (Magendarmkatarrh). Die Symptome sind: relativ hohes Fieber, periodische krampfartige Bauchschmerzen mit häufigen dünnflüssigen Durchfällen sowie starkes Erbrechen. Die Behandlung ist im allgemeinen nur symptomatisch, wobei das Hauptaugenmerk auf den Ersatz der durch Erbrechen und Durchfall verlorenen Flüssigkeit gerichtet ist. Der Betroffene — das gilt ganz besonders für Säuglinge und Kleinkinder — sollte daher soviel als möglich trinken. Schwere Durchfälle kann man mit Kaolin behandeln, das zu einer Festigung des Stuhles führt; die schmerzhaften Muskelkrämpfe im Verdauungstrakt bekämpft man mit Medikamenten, die auf jene Nerven wirken, die diese Muskulatur versorgen. Eine häufig verwendete Kaolin-Morphin-Kombination kann beide Aufgaben erfüllen. Nach ein- oder zweitägigem Fasten kann man mit einer milden Diät beginnen. Schmerzstillende Mittel oder Antibiotika sollte man sowohl bei Gastritis als auch bei Gastroenteritis vermeiden, da diese Medikamente die Schmerzen noch schlimmer machen können.

Gallensteine: Die Gallenblase liegt hinter der Leber und steht mit dem Gallengang in Verbindung, durch den die in der Leber produzierte Galle in den Zwölffingerdarm gelangt. Ein Teil der Galle wird in der Gallenblase gespeichert und kann dort zur Ausbildung von Gallensteinen führen. Etwa 10% der Bevölkerung über fünfzig sind davon betroffen, eine besondere Veranlagung zur Bildung von Gallensteinen besteht statistisch bei hellhäutigen, übergewichtigen Frauen über vierzig.

Rund die Hälfte aller Gallensteine bleiben symptomlos, verursachen also keinerlei Beschwerden. Blockiert ein Stein jedoch den Gallengang, wodurch es zu einer Behinderung des Gallenflusses kommt, so entwickeln sich über mehrere Stunden überaus heftige Schmerzen im rechten Oberbauch. Man spricht von einer Gallenkolik. Charakteristisch sind ein Ausstrahlen der Schmerzen in die rechte Schulter bzw. in den rechten Arm sowie Übelkeit und Erbrechen. Außerdem kann es noch zu hohem Fieber und zu Schweißausbrüchen kommen. Durch den Steinverschluß des Gallenganges kann die Galle nicht in den Zwölffingerdarm abfließen, tritt daher zunächst ins Blut und von da in die Haut über, die sich daraufhin gelblich färbt (Gelbsucht, Ikterus). Ist eine bestimmte Konzentration des Gallenfarbstoffes im Blut überschritten, so färbt sich schließlich auch der Urin braun oder orange. Manchmal kann es auch zu einer Entzündung der Gallenblase kommen, und zwar oft als Komplikation nach Bildung eines Gallensteins. Man bezeichnet diesen Zustand als Cholezystitis; etwa ein Zehntel der Bevölkerung ist davon betroffen. In akuten Fällen entstehen starke Schmerzen im rechten Oberbauch unterhalb des Brustkorbs, die wieder in die rechte Schulter-Arm-Region ausstrahlen können, häufig verbunden mit Fieber und Erbrechen.

Diese beiden Erkrankungen gehören zu den wenigen schmerzhaften Prozessen im Bauchraum, die man mit schmerzstillenden Mitteln behandeln kann, ohne dadurch deren Zustand zu verschlechtern. Wenn Sie wiederholt an Gallenkoliken leiden, wird man Ihnen möglicherweise zur Operation raten, bei der die Gallenblase entfernt und die Durchgängigkeit des Gallengangs wiederhergestellt wird. Die Gallenblase kann, so wie auch die Milz und die Appendix (siehe nächste Seite), ohne Beeinträchtigung Ihres Wohlbefindens entfernt werden. Sie müssen nach der Operation voraussichtlich noch zirka zwei Wochen im Spital bleiben und können bereits nach ein paar Monaten wieder zu Ihrem gewohnten Alltag zurückkehren.

Eine akute Cholezystitis läßt sich normalerweise mit Hilfe einer Antibiotika-Therapie erfolgreich behandeln. Gallensteine kann man mitunter zwar auch medikamentös auflösen, doch wird letztlich in den meisten Fällen nur die operative Entfernung der Gallenblase zu einer dauerhaften Heilung führen.

Ulcus pepticum: Man versteht darunter ein gutartiges, uncharakteristisches Geschwür in jenen Abschnitten unseres Verdauungstraktes, die mit dem sauren Magensaft in Berührung kommen. Dazu gehören der Magen, der Zwölffingerdarm, der daran anschließende Teil des Dünndarms — das sogenannte Jejunum — und letztlich auch die Speiseröhre. Am häufigsten tritt ein solches Ulcus im Magen und Zwölffingerdarm (Duodenum) auf. Es kommt dabei jeweils zu einem Geschwür der Schleimhaut. Die dadurch verursachten Beschwerden können von leichten hungerähnlichen bis zu durchdringenden stechenden Schmerzen reichen. Der Schmerz ist normalerweise nicht genau zu lokalisieren und er-

streckt sich meist über den Oberbauch bis hin zum Brustbein. Die durch ein Magengeschwür verursachten Beschwerden werden gewöhnlich durch Essen verschlimmert, während die Schmerzen eines Zwölffingerdarmgeschwürs durch Nahrungszufuhr eventuell nachlassen können. Weitere charakteristische Symptome sind Übelkeit, Erbrechen, Appetitlosigkeit und Sodbrennen. Statistisch gesehen leidet mehr als ein Zehntel der westlichen Bevölkerung irgendwann an einem derartigen Geschwür, wobei Männer viel häufiger davon betroffen sind als Frauen.

Magen-Darm-Geschwüre treten gewöhnlich ebenso spontan auf, wie sie auch wieder abklingen. Die neuerliche Bildung eines Ulcus — ein Rezidiv — geht meist mit Streß einher. Zur Behandlung verwendet man Medikamente, die die Magensaft-Sekretion herabsetzen, weiters die vorhin erwähnten Antacida, die den sauren Magensaft neutralisieren, sowie bestimmte Substanzen, die die Schleimhaut besonders an den ulcerierten Stellen mit einem schützenden Film überziehen und dadurch den Heilungsprozeß ebenfalls fördern. Man weiß heute, daß die Ernährung — wenn überhaupt — nur geringen Einfluß sowohl auf die Entstehung als auch die Abheilung eines Ulcus hat, doch ist auf jeden Fall eine ausgeglichene und regelmäßige Ernährung zu empfehlen. Auf Rauchen und Alkohol — beides kann den Zustand eines bereits bestehenden Geschwürs noch weiter verschlechtern — sollte man gänzlich verzichten. Das gilt aus dem gleichen Grund auch für die meisten schmerzstillenden Mittel, besonders für Aspirin, aber auch andere entzündungshemmende Mittel, wie die sogenannten Steroide und jene, die ich im Zusammenhang mit der Behandlung von Arthritis besprochen habe. Kommt es mehrmals zu Rezidiven oder zu Komplikationen wie etwa einer Blutung, so ist chirurgisches Eingreifen unvermeidlich. Allerdings sind operative Maßnahmen seltener geworden, seit uns in der Ulcus-Therapie äußerst wirksame Medikamente zur Verfügung stehen.

Appendizitis: Die Appendix (fälschlich als Blinddarm bezeichnet, eigentlich der sogenannte Wurmfortsatz des Blinddarms) geht etwas unterhalb der Einmündung des Dünndarms in den Dickdarm von dessen Anfangsteil — dem Blinddarm — in variabler Lage ab. Kommt es durch eine bakterielle Infektion zur Entzündung der Appendix, so spricht man von einer Appendizitis („Blinddarmentzündung"). Grundsätzlich kann sie zwar in jedem Alter auftreten, ist jedoch vor dem zweiten und nach dem 30. Lebensjahr eher selten und betrifft vor allem Teenager. Unter der westlichen Bevölkerung kommt im Durchschnitt auf 500 Personen ein Fall von Appendizitis. Eine der Ursachen kann der in diesen Breiten übliche Mangel an Ballaststoffen in der Nahrung sein, wodurch es zu einer verzögerten Verdauung, eventuell zu einem Übertritt von Darminhalt in den Wurmfortsatz und damit zu dessen Verlegung kommen kann. In Gebieten, in denen hauptsächlich Nahrungsmittel gegessen werden, die reich an Grobfasern sind, wie etwa in Asien, Afrika oder Polynesien, ist die Erkrankung weitgehend unbekannt, während sie in den westlichen Ländern mit deren industriell vorbehandelten Lebensmitteln weiter zunimmt.

In einem frühen Stadium sind die Beschwerden einer akuten Blinddarmentzündung oft nur schwer von einfachen Magenschmerzen zu unterscheiden. Unter anderem entstehen kolikartige Schmerzen in der Nabelgegend, die an- und abschwellen, entsprechend der Kontraktionen der Muskelschicht der Appendix, die dazu dienen sollen, ein allfälliges Hindernis zu beseitigen. Nach 6 bis 12 Stunden ist die Entzündung bereits so weit fortgeschritten, daß es zu einer Reizung des Bauchfells (Peritoneum) kommt, das sowohl die Wand der Bauchhöhle auskleidet als auch die Bauch- und Beckenorgane überzieht. Man verspürt dann heftige Schmerzen im rechten Unterbauch. Die Lokalisation der Beschwerden kann jedoch sehr unterschiedlich sein, so daß jeder akute Schmerz in der Bauchregion unbedingt von einem Arzt untersucht werden sollte. Verstopfung, Übelkeit und Erbrechen sind weitere häufige Symptome, ebenso kann es schmerzhaft sein, das gestreckte rechte Bein gegen einen Widerstand zu heben.

Wiederholte leichte, weniger schmerzhafte Blinddarm-Reizungen führen mitunter zu einer „rebellischen" Appendix. Die umliegenden Darmabschnitte können sich während der Entzündung gleichsam von der Umgebung „abkapseln", um eine Ausbreitung der Infektion möglichst zu verhindern. Dadurch kann aber etwas von dieser Infektion am Wurmfortsatz „hängenbleiben", so daß sie von Zeit zu Zeit neu aufflackert.

Man sollte keinesfalls, etwa mit Hilfe von schmerzstillenden Medikamenten oder Abführmitteln, eine „Selbstbehandlung" durch-

führen, sondern sobald als möglich einen Arzt aufsuchen. Hat er berechtigten Grund zu der Annahme, daß die Schmerzen und andere Symptome von einer akuten Appendizitis herrühren, so ist die sofortige operative Entfernung der Appendix unvermeidlich. Wird das verabsäumt, so kann es zu einem Wanddurchbruch und in der Folge zu einer infektiösen Bauchfellentzündung kommen. Eine derartige Peritonitis ist überaus gefährlich, ganz besonders für Kinder unter 10 Jahren!

Nach einer Blinddarm-Operation müssen Sie etwa noch 5 bis 10 Tage im Krankenhaus bleiben, und nach zirka einem Monat können Sie Ihren gewohnten Alltag in vollem Umfang bereits wieder aufnehmen. Diagnostiziert der Arzt nur einen „rebellischen" Blinddarm (siehe oben), so wird die Entscheidung zu einer Operation gewöhnlich Ihnen überlassen. Sofern die Schmerzen erträglich sind, sollte man sich den chirurgischen Eingriff, der in dieser Situation nicht unbedingt notwendig ist, meiner Meinung nach ersparen. Versuchen Sie, mit den fallweise auftretenden Beschwerden zu leben, und machen Sie sich mit den in den Kapiteln 11 und 12 angeführten Methoden zur Schmerzlinderung vertraut.

Gürtelrose und die Zeit danach

Die Gürtelrose (Herpes zoster) wird vom gleichen Virus verursacht wie die Windpocken (Varizellen, „Feuchtblattern"), doch ist sie eine Krankheit des Erwachsenen. Je älter man wird, um so größer wird auch das Risiko, an Herpes zoster zu erkranken. Zwischen dem 50. und 60. Lebensjahr ziehen sich durchschnittlich fünf Personen unter 1000 dieses Leiden zu und über achtzig verdoppelt sich dann dieser Anteil. Die meisten Menschen, die Gürtelrose bekommen, hatten in ihrer Kindheit Windpocken gehabt. Das Virus bleibt nach einer Erstinfektion latent, das heißt „untätig", ohne weitere Symptome zu erzeugen, im Organismus zurück. Wird es jedoch reaktiviert — oft aufgrund der mit dem Alter zunehmenden Abwehrschwäche —, kommt es zur Entstehung von Herpes zoster. Das Virus führt dabei zu einer akuten Entzündung bestimmter Ganglien, die seitlich des Rückenmarks an den Austrittsstellen der Nerven bzw. auch im Kopfbereich liegen. Ganglien sind Anhäufungen von Nervenzellen, die einen Teil ihrer zahlreichen Fortsätze in die Körperperipherie abgeben, diese sind nichts anderes als unsere sensiblen Nerven. Besonders häufig sind die zwischen den Rippen verlaufenden sogenannten Interkostalnerven betroffen sowie jene, die das Gesicht versorgen.

Die Krankheit beginnt mit allgemeinen Erscheinungen, wie Fieber und Abgeschlagenheit, und die Haut über den befallenen Nerven ist meist sehr empfindlich — gewöhnlich in einem Bereich, der sich gürtelartig über eine Körperhälfte erstreckt. In der Folge nimmt die Überempfindlichkeit der Haut zu, es kommt zu heftigen brennenden Schmerzen und schließlich zur Ausbildung eines Bläschenausschlages. Dabei entwickeln sich auf geröteter Haut flüssigkeitsgefüllte Bläschen, die den Körper normalerweise halbkreisförmig vom Brustbein bis zur Wirbelsäule umschließen. Die Schmerzen können außerordentlich stark sein, ganz besonders bei älteren Menschen. Nach ein bis zwei Wochen trocknen die Bläschen ein, verkrusten und fallen schließlich ab. Ausschlag, Bläschen und Schmerzen können aber auch im Gesicht auftreten, vor allem rund um das Auge, oder sogar das Auge selbst und manchmal auch das Ohr befallen, was oft zu schweren Komplikationen Anlaß gibt.

Es gibt keine wirklich erfolgreiche Behandlung der Gürtelrose, und ebensowenig lassen sich vorbeugende Maßnahmen dagegen treffen. In der Regel werden schmerzstillende Mittel verschrieben. Das befallene Areal wird zu einem möglichst frühen Zeitpunkt mit Idoxuridin — einer antiviralen Flüssigkeit — behandelt. Bei etwa 70% der Herpeszoster-Patienten wird durch Bestreichen der Bläschen mit Idoxuridin eine Verkürzung des Krankheitsverlaufs erzielt.

Allerdings kommt es leider immer wieder vor, daß die Schmerzen im Bereich der betroffenen Nerven auch nach dem Verschwinden des Bläschenausschlags anhalten. In diesen Fällen hat das Virus nicht nur zu einer Infektion dieser Nerven geführt, sondern auch einige der relativ dicken A-beta-Fasern (siehe Seite 11), die den Großteil unserer Berührungsempfindungen leiten, zerstört. Und sind diese A-beta-Fasern einmal zerstört, so verbleiben lediglich die dünnen A-delta- und C-Fasern, die nur Schmerzreize transportieren. Daher wird jede Empfindung, die aus einem solchen Bereich mit nicht mehr funktionierenden A-beta-Fasern stammt, als Schmerz wahrgenommen. Sogar das Gefühl der Kleider auf der Haut kann schmerzhaft sein! Man spricht dann von einer sogenannten Zosterneuralgie. Nicht jeder, der an Herpes zoster erkrankt, ist davon betroffen, doch besteht kein Zweifel, daß das Risiko dieser Komplikation mit zunehmendem Alter wächst. Tatsächlich kommt es bei mehr als 50% der Patienten, die an Gürtelrose leiden und älter als achtzig sind, auch zum Auftreten der Zosterneuralgie. Die durch sie verursachten Schmerzen klingen üblicherweise nach etwa 6 Monaten ab, doch können sie in schweren Fällen auch für den Rest des Lebens fortbestehen!

Antivirale Therapie: Die unmittelbare Behandlung besteht darin, eine antivirale Substanz, z. B. Idoxuridin, auf die befallenen Hautbezirke aufzutragen. Man nimmt an, daß sie von den Nerven aufgenommen (absorbiert) wird und diese dann vor weiteren durch das Virus hervorgerufenen Schäden schützt. Diese Methode hat immerhin bei zirka 75% aller Betroffenen Erfolg.

Sympathikusblockade: Bei alten Menschen, die der Gefahr, an Gürtelrose zu erkranken, in besonderem Maße ausgesetzt sind, kann eine Sympathikusblockade durchgeführt werden. Bisherige Untersuchungen haben gezeigt, daß dadurch bei etwa zwei Dritteln der Patienten die unmittelbaren Schmerzen verschwinden und man bei einem neuerlichen Auftreten der Beschwerden die Behandlung erfolgreich wiederholen kann. Man nimmt an, daß auch die Ausbildung von Zosterneuralgien nach Abklingen der Hautveränderungen durch dieses Verfahren verhindert werden kann.

Unter dem Einfluß des sympathischen Nervensystems — der Sympathikus ist ein Teil des sogenannten autonomen (unwillkürlichen, „unbewußten") Nervensystems — wird unter anderem eine chemische Substanz freigesetzt, die man als Noradrenalin bezeichnet und die durch Stimulierung bestimmter Nervenfasern Schmerzen auslösen kann.

Zur Behandlung von Zosterneuralgien ist es nicht notwendig, den Sympathikus durch eine Durchtrennung auf Dauer auszuschalten. Man führt daher mit Hilfe von Injektionen einfacher Lokalanästhetika lediglich eine vorübergehende Blockade durch.

Da diese Methode bisher in vielen Fällen Zosterneuralgien und damit ein Anhalten der Schmerzen nach Abklingen der Hautsymptome verhindert hat und sie auch im akuten Stadium der Gürtelrose Erleichterung schaffen dürfte, spricht sehr viel dafür, sie bei allen Herpeszoster-Patienten anzuwenden. Da nicht jeder Arzt eine Sympathikusblockade durchführt, wird diese Form der Therapie zwar nicht überall zur Verfügung stehen, doch sind zumindest die meisten Anästhesisten mit dieser Technik vertraut.

Epiduralinjektion: Eine andere Möglichkeit, mittels Injektionen die durch eine Gürtelrose verursachten Schmerzen zu lindern und auch der Ausbildung einer Zosterneuralgie möglichst vorzubeugen, ist die Epiduralinjektion. Ich habe bereits beschrieben, wie ein Lokalanästhetikum in den in unmittelbarer Nähe des Rückenmarks befindlichen Epiduralraum injiziert wird, um den Wehenschmerz während der Geburt weitgehend auszuschalten (siehe Seite 82). Im Falle der Gürtelrose wird ein bestimmtes entzündungshemmendes Medikament, ein sogenanntes steroidales Antiphlogistikum, injiziert, das — auf nicht näher bekannte Weise — die Ausbildung einer Zosterneuralgie verhindern kann. Noch einmal, der Erfolg dieser Methode kann nicht garantiert werden, doch funktioniert sie bei einem angemessenen Prozentsatz der mittels Epiduralinjektion behandelten Patienten. Durch die Injektion wird das Arzneimittel ganz nahe an die Eintrittsstellen der Nerven ins Rückenmark herangebracht. Möglicherweise ist es dadurch in der Lage, die Infektion, die zu einer Schädigung der Nerven und damit zu den langanhaltenden Schmerzen der Zosterneuralgie führt, einzudämmen.

Steroide können auch als Tabletten oder intramuskuläre Injektionen verabreicht werden. In vielen Fällen werden sie zweifellos zu einer Schmerzlinderung führen. Da sie jedoch unser Abwehrsystem beeinflussen, können sie unter Umständen eine Ausbreitung der Infektion auslösen und werden deshalb von Ärzten sehr zurückhaltend angewendet.

Zu den **weiteren möglichen Medikamenten** gehören z. B. Buprenorphin (noch nicht im Austria-Codex!), eine morphinähnliche Substanz mit angeblich geringer Suchtgefahr (siehe Seite 93), sowie die neueren Antibiotika, wie etwa Acyclovir, die Viren zerstören können und deshalb bei Virusinfektionen eingesetzt werden. Es handelt sich jedoch in beiden

Fällen um sehr starke Mittel, deren Anwendung nicht ohne Risiko ist.

Durch Krebs verursachte Schmerzen

Krebszellen werden vom körpereigenen Abwehrsystem nicht als schädliche „Eindringlinge" erkannt, so daß seine übliche Reaktion darauf — eine Entzündung und die damit verbundenen Schmerzen — ausbleibt. Schmerzen entstehen gewöhnlich dann, wenn der Tumor bereits ziemlich groß ist und auf Strukturen in seiner Umgebung drückt. Das ist natürlich fast immer erst in einem relativ späten Stadium des Krebsleidens der Fall.

Wie wir gesehen haben, können Stimmungen das subjektive Schmerzempfinden in hohem Maße beeinflussen. Menschen, die ein Karzinom haben, sind verständlicherweise sehr deprimiert und fühlen sich elend. In sehr schweren Fällen, in denen sie durch ihre Schmerzen ans Bett gefesselt sind, ziehen sie sich oft völlig in sich selbst zurück. Es ist dann nahezu unmöglich, sie dazu zu motivieren, Interesse entweder für das eigene Schicksal oder für Dinge, die ihnen vor ihrer Krankheit Freude bereitet hatten, aufzubringen. Das setzt sich so lange fort, bis es gelingt, ihre Schmerzen zu lindern. Es ist erstaunlich, wie rasch ihr früheres, „normales" Verhalten von diesem Zeitpunkt an zurückkehrt!

Was kann man tun? Von allen schweren chronischen Schmerzzuständen sind die durch Krebs erzeugten Schmerzen am einfachsten zu behandeln. Methoden, die darauf abzielen, Schmerzbahnen auszuschalten (entweder die schmerzleitenden Nerven im Rückenmark oder die dünnen C-Fasern), um damit die Weiterleitung der Schmerzimpulse zu verhindern, sind für diesen Zweck ganz besonders geeignet. Das heißt nicht, daß man immer Erfolg haben wird, aber in diesem Fall besteht in der Regel zumindest die Möglichkeit, eine andere Therapieform zu versuchen. Auch wenn die Schmerzen nicht völlig eingedämmt werden können, so gelingt es doch des öfteren, sie beträchtlich zu verringern, wodurch sich eventuell die Chance ergibt, auf nicht ganz so starke Medikamente überzugehen. Das ist deshalb ein großer Vorteil, weil schwächer wirksame Mittel meist auch geringere unerwünschte, unangenehme Nebenwirkungen aufweisen. Im nächsten Kapitel werde ich im Detail auf schmerzstillende Medikamente eingehen.

10. SCHMERZSTILLENDE MEDIKAMENTE UND ANÄSTHETIKA

Wenn Sie an Schmerzen leiden, so ist für die meisten Menschen der erste Schritt der Griff zum Medikament. Egal, ob es sich nun um unerträgliche Zahnschmerzen, einen akuten Bandscheibenschaden, ein schmerzhaftes Gelenk oder einen gebrochenen Arm handelt — ein schmerzstillendes Mittel (Analgetikum) schafft in jedem Fall unmittelbare Erleichterung und hilft einem so über die akute Anfangsphase hinweg. Abhängig von Ihrer persönlichen Situation — etwa, wenn sich aus Ihren Beschwerden chronische Schmerzen entwickeln — wird Ihnen der Arzt ein Analgetikum möglicherweise auch über einen längeren Zeitraum verschreiben.

Wie ich später noch in diesem Kapitel zeigen werde, können auch Medikamente, die primär Ihre Stimmung beeinflussen, in der Schmerzbekämpfung eine Rolle spielen.

Allgemeine Richtlinien für den Gebrauch von Medikamenten

Bevor wir zu den speziellen Wirkungen einzelner Medikamente kommen, möchte ich zuerst noch einige wichtige Punkte zur allgemeinen Anwendung von Arzneimitteln erwähnen:

- Wenn Sie noch andere Medikamente nehmen, informieren Sie Ihren Arzt unbedingt darüber, da es aufgrund von Wechselwirkungen zwischen diesen und (z. B.) dem Analgetikum zu unerwarteten Nebenwirkungen kommen kann.

- Teilen Sie Ihrem Arzt Nebenwirkungen oder das Auftreten neuer Symptome so bald als möglich mit. Er kann dann gegebenenfalls die Dosis reduzieren oder Ihnen ein anderes Präparat verschreiben.

- Bewahren Sie Ihre Medikamente immer unerreichbar für Kinder auf.
- Nehmen Sie weder schmerzstillende noch irgendwelche andere Medikamente, wenn Sie schwanger sind oder das auch nur für möglich halten. Gehen Sie zuerst zu Ihrem Arzt. Manche Arzneien können ganz besonders in den ersten drei Schwangerschaftsmonaten die gesunde Entwicklung der Leibesfrucht stören.
- Wenn plötzlich auftretende Schmerzen, die Sie vielleicht zunächst selbst mit einem rezeptfreien Präparat „behandeln", länger als drei Tage anhalten, suchen Sie bitte unbedingt Ihren Arzt auf.
- Bekommen Sie von Ihrem Arzt ein Medikament, so wird er es meist in der allgemein üblichen Dosierung — in den allgemein üblichen Zeitabständen eingenommen — verschreiben. Normalerweise geht das auch in Ordnung, es muß aber nicht sein. Verlassen Sie sich in diesem Fall ruhig ein wenig auf Ihren Hausverstand. Wenn Sie das Gefühl haben, daß die Wirkung des entsprechenden Mittels zu rasch abklingt — weil es etwa von Ihrem Organismus schneller abgebaut wird als bei den meisten anderen Patienten — dann nehmen Sie es z. B. statt im 4-Stunden-Abstand alle drei Stunden. Umgekehrt können Sie, wenn Sie auf ein Medikament gut ansprechen, das Zeitintervall von, sagen wir vier Stunden auf fünf Stunden ausdehnen. Ich möchte jedoch ausdrücklich betonen, daß das keinesfalls für Diabetiker gilt, die ihre Medikamente nach einem von ihrem Arzt speziell für sie erstellten Zeitplan einnehmen müssen. Und niemand soll natürlich die doppelte Menge eines Arzneimittels in der halben Zeit einnehmen!
- Jedes Medikament hat mehrere Namen, was leicht zu Verwirrung und Mißverständnissen führen kann. Ein Präparat besitzt eine genaue chemische Bezeichnung, weiters einen sogenannten internationalen Freinamen, sowie einen bzw. meist eine ganze Reihe verschiedener Handels- oder Spezialitätennamen. Ich verwende in diesem Buch durchwegs die internationalen Freinamen, die ich dort, wo es mir sinnvoll erscheint, durch Spezialitätennamen ergänze. Da die Bezeichnungen manchmal

von Land zu Land verschieden sind, finden sich in diesem Kapitel sowie auch im Anhang Tabellen, die — für bestimmte Präparate — darauf Rücksicht nehmen.

Einfache schmerzstillende Mittel (Schwache Analgetika)

Aspirin ist eines der besten analgetisch wirksamen Medikamente, die wir haben. Es ist rezeptfrei erhältlich und daher auch in den meisten Haushalten zu finden. Es gibt wahrscheinlich kaum jemanden, der Aspirin nicht schon bei irgendeiner Gelegenheit genommen hat, seien es jetzt Kopf- oder Zahnschmerzen, Menstruationsbeschwerden oder etwa Schmerzen nach einer Verstauchung oder Prellung. Aspirin hat vor allem drei Vorteile:

1. Es wirkt schmerzlindernd und ist, obwohl nur ein schwaches Analgetikum, bei kurzzeitiger Einnahme höherer Dosen vorübergehend auch gegen starke Schmerzen wirksam. Nehmen Sie z. B. an, Sie sind gerade unterwegs und bekommen plötzlich quälende Zahnschmerzen, haben aber keine Möglichkeit, zu einem Zahnarzt zu gehen. Wenn Sie in diesem Fall etwa alle vier Stunden zwei bis drei Aspirin nehmen, werden Sie sicher eine deutliche Erleichterung feststellen. Die meisten Menschen können Aspirin in so hohen Dosen allerdings nur ein paar Tage lang nehmen, da sie mit Übelkeit und eventuell sogar Erbrechen darauf reagieren.

2. Aspirin wirkt fiebersenkend und kann daher zur Behandlung von Fieber, z. B. bei banalen Infekten, verwendet werden.

3. Als sogenannter Prostaglandin-Antagonist, der die Bildung von Prostaglandinen (siehe Seite 9) hemmt, wird Aspirin gegen Entzündungsprozesse, z. B. im Rahmen rheumatischer Erkrankungen, eingesetzt. Außerdem auch gegen Perioden-Schmerzen (Dysmenorrhoe), für deren Auslösung ebenfalls ein bestimmtes Prostaglandin mitverantwortlich gemacht wird.

Aspirin hat aber auch noch andere Vorteile. Beispielsweise hemmt es die Aneinanderlagerung der Blutplättchen (Thrombozyten), setzt damit die Blutgerinnung herab und wird daher zuweilen vorbeugend gegen Schlaganfall und Herzinfarkt verordnet.

Unerwünschte Nebenwirkungen: Aspirin reizt die Magenschleimhaut und sollte daher niemals bei Schmerzen im Magen-Darm-

Trakt (vgl. Seite 86 bis 87) verwendet werden. Schon die regelmäßige Einnahme von nur ein bis zwei Tabletten täglich kann zu Magenblutungen und in der Folge zu einer Anämie — einer Verminderung der roten Blutkörperchen — führen. Glücklicherweise bleibt diese Konsequenz aber meist aus. In löslicher Form, d. h. als Brausetablette, ist die Magenverträglichkeit von Aspirin etwas besser. Aspirin-Tabletten sollten immer mit einer Flüssigkeit und nie auf nüchternen Magen eingenommen werden. In seltenen Fällen können hohe Dosen von Aspirin zu einem äußerst kritischen, mitunter sogar lebensbedrohenden Zustand führen, einer sogenannten Azidose. Bei dieser „Blutübersäuerung" ist das Gleichgewicht zwischen Säuren und Basen im Blut gestört. Sogar eine leichte Überdosierung kann bereits zu Ohrensausen und Schwindel führen.

Wenn man allerdings den gigantischen Verbrauch von Aspirin berücksichtigt (einige Tonnen pro Woche, allein in Großbritannien!), so sind die Nebenwirkungen gering, wenn man davon ausgeht, daß „Normaldosen", d. h. kurzfristig vielleicht dreimal täglich ein bis zwei Tabletten, genommen werden.

Aber ich kann nicht oft genug wiederholen, daß meine Ausführungen in diesem Buch nur Allgemeingültigkeit haben und von Ihnen keinesfalls über den Rat Ihres Arztes gestellt werden dürfen, da letztlich nur er Ihr spezielles Problem genau kennt. Wenn Sie an einer meiner Aussagen zweifeln, so erwähnen Sie es Ihrem Arzt gegenüber, und halten Sie sich dann an das, was er Ihnen darüber sagt.

Eine andere Gruppe von Medikamenten besitzt zwar — so wie Aspirin — schmerzstillende und fiebersenkende Wirkung, hemmt jedoch entzündliche Prozesse nicht. Ihr wahrscheinlich am besten geeigneter Vertreter ist Paracetamol. Wie die meisten Arzneimittel hat auch Paracetamol einige Nebenwirkungen, doch ist es bei Einhaltung einer angemessenen Dosis — zwei Tabletten maximal drei- bis viermal täglich, für kurze Zeit — weitgehend unschädlich. Die unkontrollierte Einnahme von Paracetamol kann zu schweren — besonders für Kinder gefährlichen — Leberschäden führen. Es reizt allerdings nicht die Magenschleimhaut und kann daher, im Gegensatz zu Aspirin, zur Behandlung schmerzhafter Prozesse im Verdauungstrakt, etwa peptischer Ulcera (siehe Seite 87), herangezogen werden.

Stark wirksame Analgetika vom Morphin-Typ

Diese Substanzen unterscheiden sich von den eben besprochenen „einfachen" schmerzstillenden Mitteln dadurch, daß sie neben der (wesentlich stärkeren) schmerzdämpfenden auch noch eine beruhigende, einschläfernde Wirkung besitzen und in höheren Dosen zu einer Bewußtseinseinschränkung führen. Außerdem besteht bei den meisten starken Analgetika im Gegensatz zu Aspirin und Paracetamol Suchtgefahr, so daß ein Arzt sie erst nach reiflicher Überlegung und nur bei wirklich starken Schmerzen verschreiben wird. Fast alle sind entweder Verwandte des Morphins, das aus Opium gewonnen wird, oder leiten sich von dessen Struktur ab.

Morphin führt zu Schmerzlinderung, Schläfrigkeit, geänderter Stimmungslage sowie zu einer Einschränkung der geistigen Aktivität, aber nicht zu völligem Bewußtseinsverlust. Die schmerzdämpfende Wirkung von Morphin ist insofern selektiv, als andere Sinneseindrücke — Berührung, Hören, Sehen, Temperatur — nicht beeinträchtigt werden. Bei Verabreichung angemessener Dosen werden Schmerzen vom Patienten zwar wahrgenommen, sie scheinen ihm unter Morphin jedoch gleichgültig zu sein. Außerdem bewirkt Morphin u. a. eine Verflachung der Atmung, Stuhlverstopfung sowie unter Umständen starkes Erbrechen. Aufgrund seiner atemdämpfenden Wirkung ist es für Patienten mit Atemwegserkrankungen, wie z. B. Bronchitis oder Asthma, ungeeignet.

Die Präparate, die in der umseitigen Tabelle aufgeführt sind, haben mehr oder weniger morphinähnliche Eigenschaften. Pethidin ist ein künstlich hergestelltes (synthetisches), stark wirksames Analgetikum, das sich chemisch von Morphin unterscheidet. Es wird häufig zur Bekämpfung starker Wehenschmerzen verwendet.

Ein sehr stark wirksames synthetisches Analgetikum, bei dem die Suchtgefahr geringer sein soll und das deshalb gegen Schmerzzustände wie etwa Zosterneuralgien geeignet ist, ist Buprenorphin. Die beste Wirkung ergibt sich bei Verabreichung in Form von Kapseln, die unter der Zunge zergehen, wobei der schmerzlindernde Effekt einer Kapsel bis zu zwölf Stunden anhalten kann. In manchen

Starke Analgetika vom Morphin-Typ

Internationaler Freiname	Handelsname in Österreich	BRD
Dihydrocodein	in Paracodin®	in Paracodin® Remedacen®
Hydrocodon	Dicodid®	Dicodid®
Pentazocin	Fortral®	Fortral®
Pethidin	Dolantin®	Dolantin®

Fällen kann Buprenorphin zu Erbrechen führen.

Codein besitzt, obwohl es so wie Morphin aus Opium stammt und ebenfalls unter die starken Analgetika gereiht wird, nur wenige der für diese Gruppe charakteristischen Eigenschaften. Tatsächlich kann es im gleichen Maße wie Schläfrigkeit auch Erregungszustände auslösen und aufgrund seiner relativ geringen schmerzstillenden Wirkung in niedriger Dosierung bei leichten bis mittelmäßigen Schmerzen verwendet werden. Die größte Bedeutung besitzt Codein als Hustenmittel, weiters ist es auch in einigen Stopfmitteln (Obstipantien) zur Behandlung vor Durchfällen enthalten. Pentazocin (Fortral®) ist ein (in hohen Dosen narkotisch wirksames) starkes Analgetikum mit morphinähnlichen Wirkungen, das bei starken Schmerzen verordnet wird. Abhängig vom Ausmaß der Schmerzen kann es als Tablette, Zäpfchen (Suppositorium) oder Injektion verabreicht werden und besitzt eine durchschnittliche Wirkungsdauer von etwa vier Stunden. Für die Anwendung bei hohem Blutdruck oder Herzinfarkt ist es nicht geeignet, weil es Blutdruck und Herzfrequenz steigern soll.

Hypnotika (Schlafmittel)

Sie werden hauptsächlich gegen Schlafstörungen verschrieben, da sie Müdigkeit und Schlaf erzeugen. In niedrigerer Dosierung besitzen sie lediglich dämpfende, beruhigende Wirkung, und man spricht dann von sogenannten Sedativa. Bei Schmerzen haben Hypnotika zwar keinen Einfluß auf deren Ursachen, sie reduzieren jedoch Begleiterscheinungen, wie Angst- und Erregungszustände. Indem sie es ermöglichen, uns trotz Schmerzen — die uns bis dahin vielleicht nie genügend Schlaf finden

ließen — auszuschlafen, können sie auch unsere Schmerztoleranz günstig beeinflussen.

Barbiturate: Sie sind aufgrund ihrer unerwünschten Wirkungen inzwischen weitgehend durch andere, sicherere Mittel ersetzt worden. Ihre Verwendung als Schlafmittel gegen etwa durch Schmerzen verursachte Schlaflosigkeit ist stark rückläufig. Alle Barbiturate führen zu Abhängigkeit! Sie führen weiters zu einer Verminderung der Atemfrequenz, zu Blutdruckabfall und zu einem Absinken der Körpertemperatur; letzteres kann besonders für ältere Menschen eine Gefahr bedeuten. Barbiturate können Stoffwechselprozesse in der Leber, wo sie selbst vorwiegend abgebaut werden, merklich beschleunigen, was mitunter zu ungünstigen Wechselwirkungen mit anderen Medikamenten führen kann. Die schlaffördernde Wirkung der Barbiturate ist bereits nach kurzer Zeit stark abgeschwächt, so daß die ursprüngliche Dosis dann lediglich eine gewisse Benommenheit erzeugt und man sehr bald zu einer Dosiserhöhung gezwungen wird, was unter Umständen versehentlich zu einer Überdosierung führen kann! Bei Einnahme von Barbituraten als Schlafmittel kommt es außerdem häufig zu einem unangenehmen sogenannten „hangover"-Effekt. Es können noch Erschöpfung, Gleichgewichtsstörungen und Schläfrigkeit lange nach dem morgendlichen Erwachen auftreten, weshalb Autofahren und die Betätigung von Maschinen vermieden werden sollte. Aufgrund der genannten und noch anderer unerwünschter Wirkungen werden Barbiturate heute vor allem nur noch zur Kurznarkose, z. B. in der Zahnheilkunde, verwendet, sowie bei schweren Schlafstörungen, wenn andere Hypnotika versagen.

Barbiturate

Internationaler Freiname	Handelsname in Österreich	BRD
Cyclobarbital	Cyclobarbital® Phanotal®	Phanodorm®
Methohexital (Kurznarkotikum)	Brietal®	Brevimytal®
Thiopental-Natrium (Kurznarkotikum)	Thiopental®	Thiopental „Lentia"® Trapanal®

Benzodiazepine: So wie die Barbiturate führen auch sie zu einer Lösung von Angst-, Spannungs- und Erregungszuständen, die häufig im Laufe schmerzhafter Prozesse entstehen und die Situation weiter verschlimmern können. Die Gefahr der physischen Abhängigkeit ist bei Benzodiazepinen weitaus geringer als bei Barbituraten. Die Beweise dafür, daß sich auch bei Benzodiazepinen eine psychische Abhängigkeit entwickeln kann, nehmen allerdings zu. Die Zahl der Todesfälle aufgrund von Überdosierungen ist jedoch äußerst gering. Der Gebrauch der Benzodiazepine ist weit verbreitet: Allein in Großbritannien gibt es jährlich über 30 Millionen Verschreibungen! Ich selbst verschreibe sie des öfteren dann, wenn akute Schmerzen es einem Patienten besonders schwer machen, genügend Schlaf zu finden. Um dem Problem einer möglichen Abhängigkeit zu begegnen, sollten sie nur kurzfristig genommen werden — etwa eine Woche oder gerade, um über die schlimmste Zeit zu kommen. Da auch die Benzodiazepine zu Benommenheit und „weichen Knien" führen können, sollte man in dieser Zeit nicht Auto fahren und keine Maschinen bedienen.

Alkohol: Alkohol ist eine Droge, die eine bestimmte beruhigende, zentral dämpfende Wirkung hat, und war vor der Erzeugung moderner Medikamente eines der wenigen „schmerzstillenden Mittel", die man zur Verfügung hatte. Viele Menschen trinken heutzutage Alkohol, um sich zu entspannen und auch besser zu schlafen. Man könnte meinen, seine Wirkungen machten Alkohol zu einem idealen Schmerzbekämpfungsmittel. Tatsächlich haben Forschungen jedoch ergeben, daß Alkohol, obwohl er ein rascheres Einschlafen ermöglicht, aufgrund eins Späteffekts in der Nacht dann zu Schlafstörungen führt. Auch kann das Trinken größerer Mengen, um z. B. Schmerzen zu lindern, zu einer gefährlichen Gewohnheit werden, da Alkohol sicher eine Droge ist, die körperliche Abhängigkeit schafft. Kurz gesagt, ich glaube, daß Alkohol eine gewisse, allerdings nur geringe schmerzdämpfende Wirkung besitzt.

Antidepressiva
Trizyklische Antidepressiva: Wenn Sie aufgrund einer schmerzhaften Erkrankung deprimiert und vielleicht auch ängstlich um Ihre Gesundheit besorgt sind, wird Ihnen ihr Arzt ein sogenanntes trizyklisches Antidepressivum verschreiben. „Trizyklisch" deshalb, weil allen Substanzen dieser Gruppe eine aus drei Ringen aufgebaute molekulare Grundstruktur gemeinsam ist. Die angst- und spannungslösende Wirkung dieser Medikamente wird sich sofort einstellen, bis zum Eintritt des antidepressiven Effekts vergehen jedoch zwei bis drei Wochen. Antidepressiva erzeugen zwar keine Sucht, haben allerdings einige — eher unangenehme als ernste — Nebenwirkungen. Zum Beispiel: Müdigkeit, trockener Mund, Schweißausbrüche, Stuhlverstopfung oder leichte Sehstörungen (Schleier vor den Augen).

MAO-Hemmer: Möglicherweise verordnet Ihnen Ihr Arzt auch ein Präparat aus einer anderen Gruppe von Antidepressiva, nämlich der der sogenannten Monoaminoxidase-(MAO-)Hemmer. Sie hemmen den Abbau bestimmter chemischer Stoffe im Körper und gleichen damit deren vermuteten Mangel in unserem Zentralnervensystem aus, der für die

Benzodiazepine

Internationaler Freiname	Handelsname in Österreich	BRD
Bromazepam	Lexotanil®	durazanil® Lexotanil® Normoc®
Chlordiazepoxid	Librium®	Librium® Multum®
Clobazam	Frisium®	Frisium®
Dikalium-Chlorazepat	Tranxilium®	Tranxilium®
Diazepam	Gewacalm® Psychopax® Umbrium® Valium®	duradiazepam® Diazemuls® Diazepam-Desitin® Diazepam-5-Stada® Diazepam-ratiopharm® Diazepam-Woelm® Lamra® Neurolytril® Tranquase® Tranquo-Puren® Tranquo-Tablinen® Valaxona® Valium®
Flurazepam	Dalmadorm®	Dalmadorm® Staurodorm®
Lorazepam	Merlitt® Temesta®	Pro Dorm® Tavor®
Lormetazepam	Noctamid®	Noctamid®
Medazepam	Nobrium®	Nobrium®
Nitrazepam	Mogadon®	Dormo-Puren® Eatan-N® imeson® Mogadan® Somnibel®
Temazepam	Levanxol® Remestan®	Planum® Remestan®
Triazolam	Halcion®	Halcion®

Entstehung der Depression verantwortlich gemacht wird. Während man MAO-Hemmer einnimmt, muß man unbedingt auf bestimmte Nahrungsmittel und Getränke — Fleisch- und Hefeextrakte, Käse, Alkohol, Dosenfisch u. a. — verzichten, da sie in Wechselwirkung mit dem Medikament z. B. zu gefährlichem Bluthochdruck führen können, dessen erstes Anzeichen pulsierende Kopfschmerzen sind.

Schwache und starke Analgetika, Hypnotika und Antidepressiva können sich als durchaus nützlich erweisen, wenn sie bei bestimmten Erkrankungen über einen begrenzten Zeitraum verschrieben werden. Sie müssen auf lange Sicht jedoch auch lernen, mit Ihren Schmerzen sowie den damit verbundenen Ängsten, depressiven Verstimmungen und Streßsituationen fertig zu werden. Die von mir in den Kapiteln 11 und 12 angeführten „nicht-medikamentösen" Methoden sollen Ihnen zu diesem Zweck wertvolle Unterstützung bieten.

Anästhetika: Die Hauptaufgabe der Anästhetika besteht im allgemeinen in einer vorübergehenden Schmerzausschaltung während operativer Eingriffe, einschließlich Zahnbehandlungen. Zum Teil werden sie auch zur Schmerzlinderung — etwa gegen

Trizyklische Antidepressiva

Internationaler Freiname	Handelsname in Österreich	BRD
Amitiptylin	Saroten® Tryptizol®	Laroxyl® Saroten® Tryptizol®
Clomipramin	Anafranil®	Anafranil®
Desipramin	Pertofran®	Pertofran®
Dibenzepin	Noveril®	Noveril®
Dimetacrin	Istonil®	Istonil®
Doxepin	Sinequan®	Aponal® Sinquan®
Imipramin	Tofranil®	Tofranil®
Maprotilin	Ludiomil®	Ludiomil®
Melitracen	Dixeran®	Trausabun®
Nortriptylin	Nortrilen®	Nortrilen®
Trimipramin	Stangyl®	Stangyl®

MAO-Hemmer

Internationaler Freiname	Handelsname in Österreich	BRD
Tranylcypromin	in Jatrosom®	Parnate®

Wehenschmerzen vor der Entbindung — eingesetzt. Es gibt verschiedene Arten von Anästhetika, doch ist der Wirkungsmechanismus bei allen annähernd gleich. Sie verhindern entweder die Erregbarkeit von Nerven und damit die Weiterleitung elektrischer Impulse, oder sie blockieren diese Impulse erst im Rückenmark oder Gehirn. Dabei wird der Transport von Informationen für eine ganze Reihe von verschiedenen Körperfunktionen gehemmt, beispielsweise Sinneswahrnehmungen (besonders Schmerz), Muskel- und Reflextätigkeit usw. Meist wird auch das Bewußtsein vorübergehend ausgeschaltet.

Man unterscheidet zwei große Gruppen von Anästhetika:

Allgemeine Anästhetika (Narkotika) und Lokalanästhetika.

Narkotika

Sie werden entweder in eine Vene injiziert (Injektionsnarkotika) oder eingeatmet (Inhalationsnarkotika). Sie besitzen eine direkte Wirkung auf Nervenzellen im Gehirn, so daß sie zu Bewußtseinsverlust führen. Die Kunst im Umgang mit Anästhetika liegt darin, sie so exakt zu dosieren, daß die verabreichte Menge gerade ausreicht, daß der Patient das Bewußtsein verliert und es zu einer Muskelerschlaffung kommt, damit ein operativer Eingriff durchgeführt werden kann.

Äther, Chloroform, Trichloräthylen und Halothan sind stark wirksame Inhalationsnarkotika. Stickoxydul (Lachgas) besitzt schwächere Wirkung und wird oft in der Zahnmedizin sowie — im Gemisch mit Sauerstoff — zur Bekämpfung von Wehenschmerzen eingesetzt (siehe Seite 82). Manchmal wird Lachgas auch in Kombination mit einem der anderen Inhalationsnarkotika verwendet. Bei den Injektionsnarkotika bedient man sich u. a. einiger stark und rasch wirksamer Barbiturate

(„Kurznarkotika": Methohexital und Thiopental, vgl. Seite 94 bis 95).

Der Durchführung einer Allgemeinnarkose geht für gewöhnlich die sogenannte Prämedikation — zur Vorbereitung und Unterstützung der Narkose — voraus. Sie kann — zur Beruhigung und Entspannung — die Gabe geringer Dosen der bereits beschriebenen starken Analgetika oder Hypnotika umfassen, ebenso wie etwa ein Medikament, das den Speichelfluß hemmt, um das Aspirieren von Speichel zu verhindern. Eines der größten Probleme während einer Narkose besteht darin, daß von der allgemeinen Muskelerschlaffung natürlich auch die Kaumuskulatur betroffen ist und es daher durch ein Zurückfallen der Zunge oder durch Kieferschluß zu einer Verlegung der Atemwege kommen kann. Anästhesisten haben nun einige Möglichkeiten, das zu verhindern, z. B. durch eine sogenannte Intubation, bei der ein Beatmungsschlauch über den Mund eingeführt wird — bei manchen Operationen sogar bis in die Luftröhre (Trachea) — und so eine Blockierung der Luftwege ausgeschlossen wird.

Lokalanästhetika

Sie werden dann verwendet, wenn nur ein relativ kleines Areal unseres Körpers „örtlich betäubt" werden soll, etwa bei der Öffnung eines Abszesses an einem Finger oder aber, wenn eine Allgemeinnarkose aus verschiedenen Gründen als zu riskant erscheint. Will der Anästhesist erreichen, daß jegliche Empfindung im Operationsgebiet ausgeschaltet wird, so kann er mit einem Lokalanästhetikum die entsprechenden sensiblen Nerven in diesem Bereich ausschalten, die die lokalen Empfindungsreize ans Gehirn weiterleiten; also etwa vor einer Bauchoperation jene, die die gesamte Bauchregion versorgen, oder beispielsweise auch die sensiblen Nerven im Bereich der Hüfte bei einem totalen Hüftgelenk-Ersatz. Bei derartigen „großen" Operationen ist der Patient jedoch normalerweise nicht bei Bewußtsein. Er erhält gewöhnlich auch eine niedrig dosierte Allgemeinnarkose, so daß er in leichten Schlaf verfällt und sich nachher an nichts mehr erinnern kann.

Die Injektion eines Lokalanästhetikums in den das Rückenmark umgebenden Epiduralraum wird oft vor Geburten durchgeführt. Diese Epiduralanästhesie wird auf den Seiten 82 und 83 beschrieben. Lokalanästhetika kön-nen auch in Form eines Gels oder eines Sprays auf schmerzende Stellen aufgetragen werden. Letzteres wird häufig bei Sportlern während eines Wettkampfes praktiziert.

Die Wirkungsdauer eines Lokalanästhetikums hängt von der Zusammensetzung des jeweils verwendeten Präparats ab. Man unterscheidet Kurz- und Langzeitanästhetika, deren Wirkung zwischen etwa dreißig Minuten und fünf Stunden anhält.

Zahnbehandlung: Der Ort, an dem mit großer Fachkenntis die meisten Lokalanästhetika verwendet werden, ist die Zahnarzt-Praxis. Millionen von Menschen auf der ganzen Welt erhalten dort — aufgrund der großen Routine weitgehend gefahrlos — Lokalanästhetika. Dementsprechend werden Probleme, wie sie bei der Anwendung eines Narkotikums auftreten können, beispielsweise Atemnot, Blutdruckschwankungen oder unter Umständen auch Ohnmacht, verhindert.

Wenn sich ein Zahnarzt der Lokalanästhesie bedient, um einen Zahn zu vereisen, so hat er zwei Möglichkeiten: Die erste besteht darin, das Betäubungsmittel in die unmittelbare Umgebung der Wurzel des betreffenden Zahnes zu spritzen, so daß nur dieser Zahn „taub" wird. Der Vorteil dieser Methode besteht darin, daß sich das Lokalanästhetikum, das in das Zahnfleisch nahe der Nervenwurzel gespritzt wird, auf engstem Raum verteilt und daher besonders rasch zur Wirkung kommt. Im anderen Fall erfolgt die Injektion in die Nähe eines Nervs, der mehrere Zähne versorgt, wodurch in der Folge z. B. der gesamte Unterkiefer oder etwa eine Seite des Oberkiefers betäubt wird. Oft ist auch die Zunge mitbetroffen und bleibt dann ebenfalls noch eine Zeitlang nach Verlassen der Ordination gefühllos. Bis zum Abklingen der Wirkung des Lokalanästhetikums ist es daher sehr wichtig, ganz bewußt darauf zu achten, daß man sich nicht in die Zunge beißt.

Nebenwirkungen Gelegentlich kann es vorkommen — wie übrigens bei jedem anderen Medikament auch —, daß ein Patient das verwendete Lokalanästhetikum nicht verträgt. Das liegt gewöhnlich daran, daß er gegen die entsprechende Substanz eine Allergie entwickelt. Kommt es zu einer solchen allergischen Reaktion, so kann im Grunde wenig dagegen unternommen werden, außer die auftretenden Symptome zu behandeln. Für den

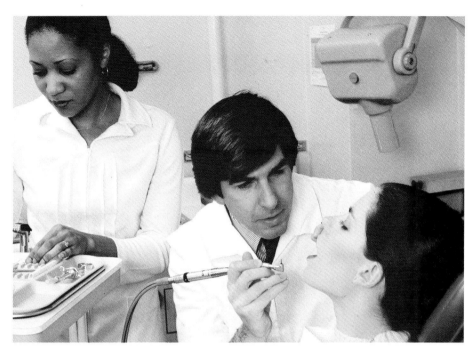

Lokalanästhetika machen die moderne Zahnbehandlung zur schmerzlosen Erfahrung.

Patienten heißt es, sich das Präparat zu merken, damit es ihm in Zukunft nicht mehr verabreicht wird. Abgesehen von diesen relativ seltenen Fällen einer Allergie ist die Anwendung der Lokalanästhesie jedoch ein überaus sicheres Verfahren. Anästhesie und Medikamente im allgemeinen sind keinesfalls die einzigen Methoden, um Schmerzen zu lindern. Im nächsten Kapitel werde ich andere Maßnahmen beschreiben, mittels denen die Medizin Ihnen helfen kann, Ihre Schmerzen zu besiegen!

11. ANDERE METHODEN DER SCHMERZLINDERUNG

Die Rolle der beiden Typen von Nervenfasern — der dünnen C-Fasern und der dickeren A-beta-Fasern — wurde bereits in Kapitel 1 besprochen. Die C-Fasern leiten den Schmerz nur weiter, während die A-beta-Fasern auch die Art und Weise, in der der Schmerz empfunden wird, wesentlich beeinflussen. Sie können nämlich Schmerzsignale blockieren, die in den C-Fasern zum Gehirn und somit zum Bewußtsein geleitet werden. Dieser Vorgang, den man zentrale Schmerzhemmung nennt, geschieht im Rückenmark und ist noch nicht zur Gänze geklärt. Er scheint folgendermaßen abzulaufen: Durch jede Verletzung der Haut erhalten dünne und dicke Nervenfasern einen Reiz und geben Nachricht an das Rückenmark. Dort verhindert die rasche Stimulation der dicken A-Fasern, daß die dünnen C-Fasern die gesamte Schmerzstimulation weiterleiten.

Das Unbewußte spielt dabei eine Rolle. So wird z. B. jemand, der mit der Hüfte gegen eine Tischkante stößt, automatisch die schmerzende Stelle reiben. Was er dadurch bewirkt, ist eine verstärkte Stimulation der A-Fasern, die ins Rückenmark weitergeleitet wird, wo sie einen großen Teil der Schmerzstimulation, die durch die langsamer arbeitenden C-Fasern geleitet wird, blockiert. Die Reaktion, eine schmerzende Stelle zu reiben, ist eine automatische, sie braucht nicht erst gelernt zu werden. Selbst ein Kleinkind, das niedergefallen ist, reagiert so, und jeder, der mit Kindern zu tun hat, weiß, wie gut man einen Schmerz „wegreiben" kann.

Sobald die Wissenschaft erfaßt hatte, auf welche Weise das Reiben bei der Schmerzlinderung wirkte, begann sie nach einer Methode zu suchen, durch die man künstlich denselben Effekt erzielen könnte. Man fand heraus, daß man einen schmerzenden Körperbereich stimulieren konnte, indem man einen mittels eines dazu bestimmten Gerätes erzeugten, schwachen elektrischen Strom zwischen zwei auf der Haut angebrachten Kohlenstoff-Gummi-Elektroden durch die Haut leitete. Diese Methode, die seit ungefähr zehn Jahren weithin verbreitet ist, nennt sich transkutane elektrische Nervenstimulation — kurz TENS.

Welche Art von Schmerzen sind durch TENS zu lindern? Im Prinzip kann TENS bei jeder Art Schmerz Erleichterung bringen und sollte daher immer versucht werden. Sicher ist, daß die Erfolgschancen größer sind, wenn der Schmerz nicht allzu heftig ist. Die beste Wirkung wird oft bei mittelstarken Schmerzen erzielt und — nach meinen eigenen Erfahrungen — bei relativ konstant anhaltenden Schmerzen, wie z. B. Kopfschmerzen, Nacken- und Rückenschmerzen, Quetschungen, Prellungen, Brüchen sowie manchmal Menstruationsbeschwerden, eher als bei plötzlichen Schmerzanfällen, wie sie bei Erkrankungen der Blutgefäße vorkommen (siehe Kap. 5). Wirkungslos bleibt TENS oft bei Nervenschmerzen infolge von Gürtelrose, unter denen vor allem ältere Menschen häufig leiden (siehe Kap. 9). Durch die Gürtelrose werden nämlich die dicken A-beta-Fasern größtenteils zerstört, so daß hauptsächlich, manchmal sogar ausschließlich, die dünnen C-Fasern, die den Schmerz leiten, übrigbleiben. Sitzt der Schmerz in einem Bereich, in dem nur wenige A-beta-Nerven in die Haut einmünden, gibt es wenige Möglichkeiten für eine schmerzlindernde Stimulation. Bei manchen Gürtelrose-Patienten sind alle A-beta-Fasern zerstört. Bei ihnen kann die TENS-Methode nicht funktionieren, da jede Grundlage dafür fehlt. Trotzdem würde ich selbst in diesen Fällen, wie auch in jedem anderen Fall, raten, wenigstens einen Versuch zu unternehmen.

In manchen Spitälern wird TENS nach bestimmten Operationen, speziell im Brust- und

Bauchbereich, zur Linderung des Wund-
schmerzes praktiziert. Dank dieser Methode
werden schmerzstillende Medikamente in geringeren Dosen benötigt oder können oft
gänzlich weggelassen werden. Das einzige
Problem ist eine Anbringung der Elektroden
nahe den Wundrändern, ohne daß dabei die
Gefahr einer Infektion entsteht. Es gibt aber
eine eigens entwickelte Elektrode aus dünnem
Aluminium, die mit einem speziellen Kleber
entlang der Wundränder angebracht werden
kann. Ihr großer Vorteil ist, daß sie leicht zu
sterilisieren ist.

TENS ist auch bereits bei Geburten erfolgreich und ohne jedes Risiko angewandt worden. Allerdings fiel es manchen Frauen
schwer, die Elektroden nicht zu „verlieren",
und einige entwickelten allergische Hautreak-
tionen. Es ist daher ratsam, wenn man TENS
bei der Entbindung anwenden will, vorher
den Umgang damit zu üben und so mögliche
Probleme vorwegzunehmen.

Wie wirksam ist TENS? TENS wirkt bei ungefähr zehn Prozent der Patienten, die die
Methode ausprobiert haben. Wenngleich in
den meisten Fällen der Schmerz nur gelindert
und nicht völlig beseitigt wird, kann doch
manchmal völlige Schmerzfreiheit erreicht
werden. Je stärker allerdings die Schmerzen
von Haus aus sind, desto geringer sind die
Chancen für einen hundertprozentigen Erfolg. Man darf nicht vergessen, daß ja auch das
eigene Reiben den Schmerz nicht komplett
beseitigt, sondern nur lindert. In vielen Fällen
kann diese Linderung aber bereits bedeuten,
daß weniger starke Medikamente benötigt
werden oder der Betroffene seiner Arbeit
nachgehen kann.

In einigen Fällen hält die Wirkung drei- bis
viermal solange an wie die ursprüngliche Stimulation, meist aber hat die Schmerzlinderung nur die Dauer der Stimulation.

Wie verwendet man den Apparat? Der Apparat ist rezeptpflichtig und muß meistens ge-
kauft werden. Die meisten Herstellerfirmen
erstatten dem Käufer zwei Drittel des Kauf-
preises zurück, falls er auf TENS nicht ansprechen sollte. In manchen Spitälern erhält
man die Geräte von der jeweiligen Abteilung
für Physiotherapie für eine Versuchsperiode
auch leihweise.

Ein weiteres Plus ist, daß die TENS-Appa-
rate auch in Kleinstformat erhältlich sind und

leicht und unauffällig in der Kleidung unter-
zubringen sind. Es gibt auch eine größere —
aber immer noch in eine Hosen- oder Hemd-
tasche passende — Ausführung, bei der die
Batterien für die Dauer eines Arbeitstages halten. Im Kleinstformat kostet der Apparat etwa soviel wie ein billiges Farbfernsehgerät, im
Taschenformat etwa soviel wie ein besseres
Transistorradio. Viele Menschen sind Träger
eines TENS-Gerätes, ohne daß ihre Freunde
oder Arbeitskollegen etwas davon bemerken.

Benützt man eines der verschiedenen auf
dem Markt befindlichen TENS-Geräte, so
fühlt man ein Prickeln, das von der Haut in
die schmerzende Körperstelle übergeht.
Wenn die Elektroden über oder nahe eines
der großen Nerven in der Haut zu liegen
kommen, kann sich dieses Prickeln über den
betreffenden Nerv in einen anderen Körperteil fortpflanzen. Wenn also z. B. die Elektroden am Oberschenkel angebracht sind, kann
der Ischiasnerv das Prickeln bis zu den Zehen
hinunterleiten. An welchen Stellen die Elektroden anzubringen sind, um die besten Resultate zu erzielen, kann man nur durch wie-
derholtes Ausprobieren feststellen. Man sollte
mit einer Stelle möglichst nahe der schmerzenden Körperpartie beginnen und, falls die
keine Wirkung zeigt, andere Stellen versuchen. Bei bestimmten, besonders empfindli-
chen Stellen ist es besser, die Elektroden daneben und nicht unmittelbar auf der betreffenden Stelle anzubringen. So ist bei Kopfschmerzen, die vor allem bei Streß auftreten,
die günstigste Position der Elektroden an beiden Seiten des Nackens, bei Menstruationsbeschwerden oberhalb des Schambeins oder hinten auf den Hüften zu beiden Seiten des
Rückgrats.

Die Anwendung von TENS ist gefahrlos,
aber wie bei jedem medizinischen Gerät sollte
man sich von einem Arzt oder von einer anderen qualifizierten Person den richtigen Umgang erklären lassen.

Es versteht sich, daß man dieses elektrische
Gerät mit Überlegung benützen sollte und
niemals so stark einschalten darf, daß die Stimulation schmerzhaft ist. Besondere Vorsicht
ist geboten, wenn jemand fast oder ganz ge-
fühllose Stellen auf der Haut hat, da dann eine
zu starke Einstellung unbemerkt bleibt und es
zu Verletzungen der Haut kommen kann. Es
ist niemals sinnvoll, starke Ströme zu verwenden, da die Methode nur dann wirkt, wenn
man ein leichtes Prickeln verspürt, das das

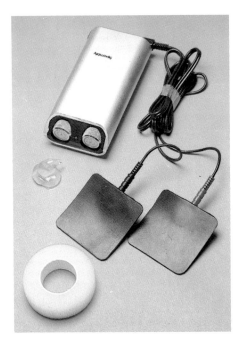

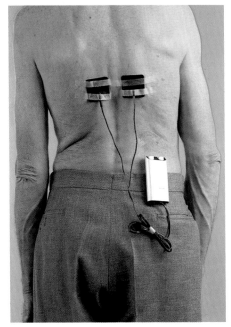

TENS-Gerät mit Klebeband und Kontaktgel zur Anbringung der Elektroden.

Anwendung des TENS-Gerätes zur Bekämpfung von Rückenschmerzen.

Rückenmark erreicht und dort eine Schmerzhemmung auslöst.

Einige weitere Punkte sind vorsichtshalber zu beachten: Von einem Gebrauch von TENS-Geräten in den ersten drei Schwangerschaftsmonaten ist abzuraten, nach Meinung einiger Ärzte sollte man von TENS während der Schwangerschaft überhaupt absehen. Es kann bei manchen Menschen die Haut auf das Gel, das zwecks besseren Kontaks zwischen Elektroden und Haut aufgetragen wird, allergisch reagieren. Stellt man eine Rötung oder ein Jucken der Stellen unter den Elektroden fest, ist der Gebrauch des Gerätes einzustellen und der Arzt zu Rate zu ziehen. Das Gerät kann unter Umständen auch das Funktionieren bestimmter Arten von Herzschrittmachern beeinträchtigen, daher sollte jeder, der einen Herzschrittmacher trägt oder an einer Herzrhythmusstörung leidet, auf TENS verzichten. Der Bereich um die Augen sowie die Augen selbst sollten niemals stimuliert werden. Die Stimulationsstärke sollte während des Autofahrens oder der Arbeit an Maschinen auf keinen Fall plötzlich erhöht werden.

Akupunktur

Akupunktur wird in China bereits seit mehr als 4.000 Jahren praktiziert und ist dort zu einem selbstverständlichen Bestandteil der Medizin geworden. Sie wird insbesondere in der Schmerztherapie eingesetzt und findet auf diesem Gebiet nun bereits weltweit Anwendung. In manchen Ländern, wie z. B. in Frankreich (wo übrigens zehn Prozent der Spitäler eigene Akupunktur-Abteilungen haben), darf diese Technik nur von dazu ausgebildeten Ärzten durchgeführt werden, während in den meisten anderen Staaten neben den Ärzten auch Heilpraktiker Akupunktur ausüben.

Wie funktioniert die Akupunktur? Die chinesischen Ärzte, die die Methode als erstes anwandten, versuchten ihr Funktionieren mit dem damaligen Wissensstand folgendermaßen zu erklären: Sie glaubten, daß das Universum mit einer Lebenskraft, die sie CHI nannten, erfüllt war, und daß ein Teil dieser Kraft in jedem Lebewesen wohnte. Bei den Menschen bewegt sich die Kraft im Körper durch Kanäle, die Meridiane genannt werden und die Verbindung zu den verschiedenen Organen, wie Herz, Lunge, Leber usw., herstellen. Den Fluß der Kraft CHI beeinflussen die Kräfte YIN und YANG, die ungefähr mit negativ und positiv oder weiblich und männlich gleichzusetzen sind. Geraten YIN und YANG, und damit auch der Fluß der Lebenskraft in den Meridianen, aus dem Gleichgewicht, so kommt es zur Krankheit. Dieser Theorie zufolge kann man die betroffenen Meridiane feststellen, indem man den Puls am Handgelenk des Patienten auf eine bestimmte Weise fühlt. Indem man an bestimmten Punkten des Meridians eine Akupunkturnadel setzt, kann man das Gleichgewicht von YIN und YANG, somit den Fluß von CHI und letztlich die Gesundheit wieder herstellen. Auch heute halten sich noch viele Akupunkteure (besonders die Nichtärzte unter ihnen) ganz streng an diese alte Methode. Die Wissenschaft hat sich jedoch eingehend mit dem Funktionieren der Akupunktur befaßt, und wenn auch einiges noch rätselhaft bleibt, so kann doch ein Großteil erklärt werden.

Viele Akupunkturpunkte befinden sich über Stellen, wo Nerven in die Haut münden. Stellen, die daher besonders empfindlich sind. Andere wieder liegen über oder nahe den Stellen, wo motorische Nerven in einen Muskel einmünden. So hat jede Stimulierung dieser Punkte eine starke Wirkung auf das Nervensystem. 71 Prozent der traditionellen Akupunkturpunkte entsprechen den Reflexzonen auf der Haut, die während bestimmter Erkrankungen erhöht empfindlich sind. Die fortgeleiteten Schmerzen (siehe Seite 12), die bei Herzkrankheit in der Schulter auftreten, sind ein ähnliches Beispiel. Es gibt aber auch Schmerzen in Zonen, wo keine erkennbare Nervenverbindung zwischen der Zone und der Stelle, wo der Schmerz verursacht wird, besteht.

Bei der Akupunktur wird die Schmerzlinderung meist durch Bewegen der Nadel erzielt. Moderne Forschungen haben ergeben, daß die Stimulation durch die Akupunkturnadel die Produktion von Endorphinen, chemischen Stoffen, die als körpereigene Schmerzabwehr wirken, anregt. Vermutlich kommen bei der Akupunktur aber noch verschiedene andere Mechanismen zur Wirkung. Wie bereits besprochen, ist ja die Stimulation eines schmerzhaften Bereichs das Prinzip, das der zentralen Schmerzhemmung sowie auch der TENS-Therapie zugrunde liegt (siehe Seite 10 und Seite 100 bis 102). Das Hervorrufen eines anderen, geringfügigeren Schmerzes ist die Grundlage u. a. für die Wirkung von Hautreizstoffen (siehe Seite 112 bis 113). Es spielt

aber auch der Ablenkungsfaktor (siehe Seite 15 bis 16) eine gewisse Rolle. Offensichtlich sind wir noch weit davon entfernt, vollkommen zu verstehen, wie die Akupunktur funktioniert und wirkt. Denn es ist wissenschaftlich nicht zu erklären, warum die Wirkung langfristig anhält. Diesbezügliche Forschungsprojekte sind derzeit im Gange. 1980 demonstrierte Dr. Roland Katz in den Vereinigten Staaten, daß bei manchen Patienten chronische Schmerzen geheilt werden konnten, indem man ein Jahr lang mit einer der Akupunktur sehr ähnlichen Technik die Nerven mit einem geringeren Schmerz stimulierte.

Wie wird die Akupunktur durchgeführt?
Es gibt drei führende Techniken bei der Verwendung von Akupunkturnadeln. Bei der ersten erhält der Patient eine kurze, sehr starke Stimulation, die meist schmerzhaft ist. Die Nadel wird gesetzt und kräftig hin und her gedreht, was für die Dauer von fünf bis zehn Sekunden eine intensive Stimulation herbeiführt.

Eine andere Methode besteht darin, eine oder mehrere Nadeln 20 bis 30 Minuten ru-

Akupunktur zur Linderung von Migräne.

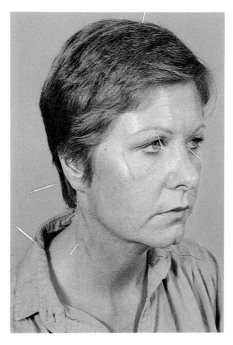

hen zu lassen, was normalerweise keinen Schmerz verursachen sollte. Manchmal können diese Nadeln an einen Apparat angeschlossen sein, der 15 bis 20 Minuten lang einen schwachen elektrischen Strom durch sie durchgehen läßt, was ebenfalls schmerzlos sein sollte. Bei der dritten Technik versucht der Akupunkteur, Reflexpunkte am Körper des Patienten zu finden und dort jeweils eine Nadel zu setzen. Diese Methode ist allerdings sehr zeitaufwendig, da die Punkte überall auf der Haut zu suchen sind. Ganz gleich, welche der drei Methoden angewandt wird, rund um die Nadel stellt sich Gefühllosigkeit ein, während entlang des betreffenden Nervs oft ein Prickeln verspürt wird.

Die im Grunde gleichen Techniken kann jeder erlernen und anwenden, indem er statt Nadeln Druck, statt Akupunktur Akupressur verwendet. Dabei preßt man die Finger auf bestimmte Stellen, wo die Nervenenden der Hautoberfläche nahe sind. Die Chinesen haben diese Technik zu einem höchst komplexen System, das sie Shiatsu nennen, entwickelt. Es wurden aber in den letzten Jahren zahlreiche Bücher herausgebracht, die eine einfachere Technik beschreiben.

Wie wirksam ist die Akupunktur? Es gibt natürlich alle möglichen Behauptungen und Ansprüche — so z. B., daß die Akupunktur alle Krankheiten heilen kann. Bisher hat sie jedoch ihre Wirksamkeit einzig auf einem Gebiet bewiesen: auf dem der Schmerzlinderung, wo Ärzte eine 70%ige Erfolgsrate bei Arthritis, Migräne und Menstruationsbeschwerden melden.

Bei den Patienten, die überhaupt auf Akupunktur ansprechen, hält die schmerzstillende Wirkung wesentlich über die Zeit der tatsächlichen Behandlung hinaus an. Die Wirkungsdauer ist von Patient zu Patient verschieden. In meinem Spital, wo die Akupunktur zur Migränebehandlung in Fällen, wo normale medikamentöse Behandlung wirkungslos blieb, herangezogen wird, war bei zwei Dritteln aller Patienten, die auf die Methode ansprachen, nach einer zwanzigminütigen Akupunktursitzung eine Besserung, die mindestens einen Monat anhielt, zu verzeichnen. Wenn dies bei jeder Behandlung der Fall ist, dann würde der Patient bei zwölf Behandlungen im Jahr (das Maximum, das ich empfehlen würde) einigermaßen schmerzfrei sein.

In den meisten Fällen ist Migräne durch Akupunktur nicht zu heilen, sondern nur zu mildern. Ein Patient, der zwei oder mehr Tage pro Woche an schwerster Migräne litt, wird aber auch mit diesem Resultat völlig zufrieden sein.

Akupunktur ist auch bei Entbindungen erfolgreich eingesetzt worden, wenngleich nach meiner eigenen Erfahrung nicht so erfolgreich wie TENS. Auch bei Zahnbehandlungen und chirurgischen Eingriffen wurde sie bereits praktiziert. Bei chirurgischen Eingriffen ist sie nur teilweise erfolgreich angewendet worden, ja manche Ärzte sagen, daß sie nur in fünf bis zehn Prozent der Fälle voll wirksam war. Sie kann hingegen manchmal gut in Verbindung mit anderen Arten der Anästhesie eingesetzt werden (siehe Seite 98 bis 99) und macht so oft nur eine leichtere Narkose erforderlich.

Allgemein kann Akupunktur zur Behandlung aller Schmerzzustände eingesetzt werden, sie ist nicht schwer durchzuführen und gefahrlos, solange die Nadeln ordnungsgemäß sterilisiert sind. Ist dies nicht der Fall, kann es zu infektiöser Gelbsucht, Abszessen oder anderen, durch die Blutbahn übertragenen Krankheiten kommen, die der vorhergehende Patient hatte. Man darf nie vergessen, daß Akupunktur bei Krankheiten, bei denen tatsächliche Gewebsschäden vorliegen, nicht wirken kann. Mit anderen Worten, sie kann keine gebrochenen Knochen zusammenfügen, und sie kann niemals Krebs, Herzkrankheiten oder ähnliche Leiden heilen. Sie kann oft die Schmerzen, die diese Krankheiten hervorrufen, lindern, was aber gefährlich werden kann, da durch das Fehlen der Schmerzwarnung die Diagnose und somit die Behandlung hinausgezögert wird. Dies ist der Hauptgrund, der dagegen spricht, sich an einen Akupunkteur ohne medizinische Ausbildung zu wenden. Am besten erkundigt man sich bei seinem Hausarzt nach einem Akupunktur-Arzt.

Hypnose

Wie die Hypnose funktioniert, ist noch nicht völlig geklärt. Sie beruht auf der Bereitschaft, sich durch einen Hypnotiseur in einen entspannten, tranceähnlichen Zustand versetzen zu lassen und darin Suggestionen zu empfangen, die über große Einflußkraft verfügen.

Nicht jeder ist ein Medium für Hypnose. Nur ungefähr fünf Prozent der Bevölkerung lassen sich leicht in einen Zustand tiefer

Trance versetzen. Anderen gelingt es erst nach einigen Sitzungen. Die meisten von uns lassen sich relativ einfach in leichte Trance versetzen, es gibt aber auch Menschen, die gar nicht zu hypnotisieren sind. Das Problem bei der Hypnose ist aber weniger, einen Menschen in Trance zu versetzen, als ihn so aus diesem Zustand zurückzurufen, daß er sich danach völlig normal verhält. Dies verlangt vom Hypnotiseur größtes Können. In Europa wurde Hypnose als Zirkuskunststück verboten, nachdem ein Bühnenhypnotiseur sein Medium nicht mehr richtig aus der Trance zurückholen konnte. Hypnose und Hypnotherapie müssen von qualifizierten, medizinisch geschulten Kräften durchgeführt werden. Lassen Sie sich auch hier von Ihrem Hausarzt jemanden empfehlen.

Die Hypnose wird vor allem in der Behandlung bestimmter psychischer Probleme eingesetzt, da sie oft hilft, verdrängte Konflikte und Probleme ans Tageslicht zu bringen oder vergessene emotionelle Erfahrungen wieder wachzurufen. Da sie bei den meisten Menschen ein Gefühl des Wohlbehagens und der Entspannung sowie auch Schmerzlinderung bewirkt, wurde die Hypnose auch auf diesem Gebiet eingesetzt und wirkt sogar oft gegen starke Schmerzen, etwa bei Krebserkrankungen. Die Erfolgsrate bei der Schmerzbekämpfung liegt allerdings bei fünf bis zehn Prozent. Die beste Schmerzlinderung erzielt man oft bei leicht zu hypnotisierenden Patienten. Ich selbst habe Hypnose bei einem Patienten angewandt, dem Kronen auf die oberen Schneidezähne gesetzt wurden, was sehr schmerzhaft ist, da die Zähne zuerst abgeschliffen werden müssen. Durch die Hypnose benötigte der Patient keinerlei Lokalanästhesie. Zusammenfassend möchte ich sagen, daß die Hypnose eine Methode ist, die man bei Patienten mit chronischen Schmerzen versuchen sollte und die, wie viele den Randbereichen der Medizin angehörenden Methoden, dann wirken kann, wenn alles andere versagt hat. Bevor man aber in der Hypnose einen letzten Ausweg sucht, sollte man andere, einfache, aber wirkungsvolle Methoden der Schmerzlinderung versuchen, die man selbst durchführen kann. Diese Methoden sollen im nächsten Kapitel besprochen werden.

12. SELBSTHILFE

Ruhe und Entspannung

Wenn Sie an Schmerzen leiden, so werden Sie voraussichtlich früher oder später nervös werden, wenn Sie nicht wissen, was mit Ihnen los ist. Bei länger anhaltenden, unter Umständen chronischen Beschwerden werden Sie sich immer wieder fragen, ob Sie denn Ihre oft Tag und Nacht andauernden Schmerzen jemals wieder loswerden können. Sind Sie bettlägerig oder eventuell im Krankenhaus, so werden Sie sich natürlich darüber Sorgen machen, wann Sie wieder nach Hause bzw. zu Ihrer Arbeit zurückkehren können, und auch darüber, ob der — sowohl durch Ihre Krankheit als auch durch Ihre Rekonvaleszenz verursachte — Verdienstentgang für Sie tragbar sein wird.

Aber zu der aufgrund all dieser Faktoren bestehenden Verunsicherung und Ängstlichkeit können sich verständlicherweise auch noch depressive Verstimmungen gesellen. Ihr Puls steigt an, Ihr Gesichtsausdruck ist gequält, und letztlich kann sich Ihre ganze Persönlichkeit verändern. Unter solchen Umständen nehmen bestehende Schmerzen weiter zu, Ihre Schmerztoleranz vermindert sich, und Ihre Schmerzempfindlichkeit wächst. Auf diese Weise entsteht ein Teufelskreis — Schmerzen führen zu Verunsicherung und Niedergeschlagenheit, dadurch wird der ihnen an sich entgegengebrachte Widerstand verringert. Das führt zu einem weiteren Anwachsen von Angst und Depression.

Gebrochene Knochen werden geschient oder in Gips gelegt, um sie ruhigzustellen. Menschen, die an Migräne leiden, legen sich in einem abgedunkelten Raum zur Ruhe, um das Ende des Anfalls abzuwarten. Ein akuter Rheuma-Schub oder ein gezerrter oder gerissener Muskel erfordert ebenfalls Ruhe, bis die akute Phase abgeklungen ist. Auch der Körper als Ganzes braucht Erholung und Schlaf, um die durch die Belastungen einer Krankheit und der damit verbundenen Schmerzen eingebüßten Kräfte wiederzuerlangen. Wenn Sie sich entspannen können oder versuchen, sich diese Fähigkeit zu erarbeiten, so wird es Ihnen viel leichter fallen, Ihrem Körper die notwendige Erholung zu verschaffen.

Sie werden außerdem den vorhin beschriebenen Teufelskreis durchbrechen können und somit Ihre Schmerzen besser in den Griff bekommen. Wie groß letztlich der Nutzen sein wird, den Sie daraus ziehen, läßt sich nur schwer vorhersagen. Das hängt von Ihrer persönlichen Einstellung, die Sie schon vor der Erkrankung gehabt haben, ab. Manche Menschen sind geborene Pessimisten, andere wiederum eingefleischte Optimisten. Sie dürfen nicht erwarten, daß sich durch Ruhe und Entspannung Ihre Persönlichkeit ändert, aber zumindest, daß Sie — trotz Ihrer Krankheit — wieder „der alte" werden.

Entspannung trägt nicht nur dazu bei, die Beschwerden eines Leidens, wie etwa Arthritis, besser zu bewältigen. Angst und Beklemmung, beispielsweise vor einer Entbindung oder einer schwierigen Zahnbehandlung, führen zu einer Verkrampfung der Muskulatur und damit zu einem Anwachsen der Schmerzen. Entspannung ist eine bewährte Methode, Schmerzen zu verringern oder ihnen zumindest jene Spitze zu nehmen, die durch Anspannung noch gesteigert wird.

Entspannungstechniken, die man in Kursen erlernen kann: Es gibt nun viele Möglichkeiten, richtiges Entspannen zu lernen. Einer der Gründe für den Erfolg mancher einschlägiger Kurse dürfte darin zu suchen sein, daß es offenbar leichter ist, sich unter Anleitung zu entspannen. Welcher Methode Sie auch den Vorzug geben — wesentlich ist, daß Sie lernen, alle Ihre Muskeln zu entspannen. Hypnose ist wahrscheinlich der rascheste Weg, um das zu erreichen. Doch erstens spricht nicht jeder auf diese Technik an, und zweitens muß Hypnose ausnahmslos immer einem Hypnotiseur überlassen bleiben (siehe voriges Kapitel). Eine Alternative bietet beispielsweise die Beschäftigung mit Meditation oder Yoga, deren anfängliches Ziel ebenfalls darin besteht, einen Zustand völliger Entspannung zu erlangen. Sie können außerdem auch Autogenes Training in einem Kurs erlernen. Dort lernen Sie derart zu Ihrem Körper zu „sprechen", daß Sie sich schließlich gleichsam „auf Kommando" tatsächlich entspannen können.

Es ist immer leichter, die Anwendung irgendeiner Methode auch wirklich konsequent weiterzuführen, wenn einem die richtige Technik vorher gezeigt worden ist. Manche Kursprogramme werden — überaus erfolgreich — noch durch Tonbandkassetten vervollständigt, die das selbständige Üben zu Hause erleichtern sollen. Auch Biofeedback (siehe Seite 70) kann mit Entspannungsübungen gekoppelt werden, um einerseits die damit gemachten Fortschritte zu kontrollieren und um andererseits ein Ziel vor Augen zu haben, das darin besteht, die Frequenz der akustischen oder optischen Signale zu senken, womit eine zunehmende Entspannung angezeigt wird.

„Do-it-yourself-Entspannung": Für alle, die nicht die Möglichkeit haben, einen der einschlägigen Kurse zu besuchen und daher sozusagen auf Eigeninitiative angewiesen sind, möchte ich nun auf die wichtigsten Grundregeln eingehen, die für die meisten der verschiedenen Entspannungstechniken die gleichen sind.

Legen Sie sich irgendwo hin, wo es warm ist und Sie es bequem haben. Es hat keinen Sinn, zu versuchen, sich zu entspannen, wo es ungemütlich und kalt ist. Wenn es aufgrund Ihrer persönlichen Beschwerden für Sie etwa am angenehmsten ist, sich, vielleicht mit einem Kissen, flach auf den Boden zu legen, so können Sie auch diese Ausgangsposition wählen.

Schließen Sie Ihre Augen, konzentrieren Sie sich, und stellen Sie sich Ihr Gesicht vor, vorausgesetzt, daß Ihre Schmerzen nicht gerade dort lokalisiert sind. Ist das der Fall, so beginnen Sie woanders, sagen wir, beim linken Fuß. Ganz egal, auf welchen Körperteil Sie sich konzentrieren, die Vorgangsweise bleibt stets die gleiche — nämlich, die dortigen Muskeln im Geiste der Reihe nach „durchzugehen" und jeden einzelnen bewußt zu entspannen. Im Gesicht wenden Sie sich zunächst der Mundregion, dann den Wangen und der Augenpartie und schließlich dem Hinterkopf zu. Stellen Sie sich die entsprechenden Muskeln völlig gelockert und dermaßen entspannt vor, als wollten sie zum Schluß fast schon von Ihrem Gesicht aufs Kissen gleiten. Das ist am

Nehmen Sie sich Zeit für regelmäßige Entspannungsübungen. Dadurch können Sie dazu beitragen, Schmerzen jene Spitze zu nehmen, die durch ängstliche Anspannung noch verstärkt wird.

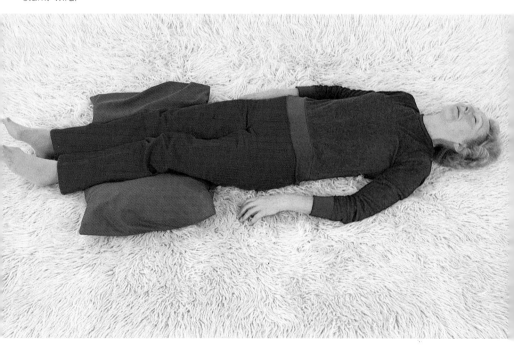

Anfang schwierig, aber tun Sie trotzdem Ihr Möglichstes, und gehen Sie anschließend zur Entspannung der Hals- und Nackenmuskulatur über. Sie setzt sich im wesentlichen aus einem linken und rechten vorderen sowie einem linken und rechten hinteren Anteil zusammen. Konzentrieren Sie sich daher — in beliebiger Reihenfolge — nacheinander auf jede dieser vier Muskelgruppen, und versuchen Sie, sie ganz bewußt zu entspannen.

Vergewissern Sie sich nun kurz, ob Sie nach wie vor bequem liegen. Oder hat sich vielleicht die Decke unter Ihnen zusammengeschoben? — Ist der Polster auch noch schön glatt? — Ist es noch warm genug?

Konzentrieren Sie sich anschließend auf Ihre Atmung, und versuchen Sie, langsam, gleichmäßig und tief zu atmen. Bemühen Sie sich, beim Ausatmen jedesmal die Muskulatur des Brustkorbs, des Rückens und der Bauchregion zu entspannen. Nach einigen Minuten werden Sie allmählich erkennen — so skeptisch Sie zu Beginn auch gewesen sein mögen —, daß Sie sich tatsächlich locker und gelöst fühlen.

Kehren Sie zu Ihren Gesichtsmuskeln (oder wo immer Sie zu üben begonnen haben) zurück, und gehen Sie sie von neuem durch. Danach konzentrieren Sie sich nochmals auf Ihre Atmung, anschließend wieder auf die Muskelentspannung. Durchwandern Sie als nächstes im Geist auch alle anderen Muskeln. Beginnen Sie beim Gesäß, so daß Ihr Becken richtiggehend auf den Boden bzw. das Bett „plumpst", und setzen Sie mit den Oberschenkeln fort, weiter über die Unterschenkel bis zu den Zehen. Stellen Sie sich daraufhin Ihren Oberkörper vor, entspannen Sie zunächst den Schultergürtel, anschließend Ober- und Unterarme und zuletzt die Finger.

Während all das vor sich geht, können Sie sich auf einer anderen Bewußtseinsebene suggerieren, daß Sie noch langsamer atmen, sich Ihre Muskeln weiter entspannen und Sie sich zusehends wohler fühlen. Reden Sie sich auch ein, daß Sie sich, falls Sie während des Übens einschlafen sollten (was aufgrund der sich einstellenden Behaglichkeit binnen fünf Minuten passieren kann), nach dem Aufwachen entspannt und erfrischt fühlen. Es ist sehr wichtig, sich zu suggerieren, daß man völlig entspannt ist — sowohl körperlich als auch geistig —, da man dann sichergehen kann, daß man nicht verstört aus seinem Schlaf schrecken wird, gleichgültig, ob von selbst oder weil man von jemandem geweckt wird.

Damit ist im Grund auch schon das Wesentliche über Entspannung gesagt. Sind Sie erst einmal mit einer der Methoden vertraut, so wird sich Entspannung von Mal zu Mal rascher einstellen. Man kann schließlich sogar kurze Arbeitspausen dazu benützen, sich rasch ein wenig „aufzuladen". Nach einiger Zeit werden Sie dann draufkommen, daß Sie im Laufe eines Tages immer wieder Entspannungsübungen durchführen, um Belastungen und damit gegebenenfalls auch bestehende Schmerzen zu reduzieren, ohne sich dessen eigentlich noch bewußt zu sein.

Heilgymnastische Übungen

Leichte Übungen sind ein altbekanntes Rezept, um schmerzhafte Zustände, wie etwa ein arthritisches Gelenk oder ein steifes Genick, nach einer anfänglichen „Schonfrist" während der akuten Phase wieder zu bessern. Es ist eine Tatsache, daß Muskeln schwächer werden und Gelenke versteifen, wenn sie für einige Zeit ruhiggestellt und nicht ihrem vollen Bewegungsumfang entsprechend benützt werden — sei es wegen akuter Schmerzen oder aus irgendeinem anderen Grund. Wenn man dann versucht, sie auch nur ein wenig zu beanspruchen, kommt es meist zu Schmerzen und Verhärtungen der Muskulatur bzw. zu Entzündungen der Gelenke. Obwohl vom Umfang her natürlich nicht vergleichbar, zeigt dieser Zustand doch deutliche Parallelen zu jenen Muskel- und Gelenkschmerzen, die auch ein Sportler zu Beginn der Saison, also nach einer Ruhepause, bekommt.

Unglücklicherweise halten die meisten Patienten diese Beschwerden für ein „Warnsignal" des Körpers, sich nicht zu überanstrengen, und verfallen daraufhin sogleich wieder in völlige Passivität. Und das ist in den meisten Fällen genau das, was man nicht tun sollte! Ein leichtes, gestaffeltes Übungsprogramm ist nämlich oft der Weg zur Genesung und ein Zurück zu einem wieder weitgehend normalen Leben.

Diesbezüglich wenden Sie sich am besten an einen qualifizierten Physiotherapeuten, der an Hand Ihrer Krankengeschichte für Sie ein individuelles Aufbauprogramm erstellen und außerdem auch mit Ihrem behandelnden Arzt zusammenarbeiten wird.

Es gibt vier Gründe, warum heilgymnastische Übungen nach einer Phase erzwungener Untätigkeit so wichtig sind:

1. Um langanhaltenden Schmerzen, Muskelschwäche und Gelenkversteifungen aufgrund mangelnder Bewegung vorzubeugen.
2. Um die Muskulatur zu stärken, auch im Hinblick auf ihre ursprüngliche Ausdauer und Festigkeit (beispielsweise, um die Wirbelsäule zu stabilisieren).
3. Um den Körper zu mobilisieren, indem man die verschiedenen Gelenke ihrem vollen Bewegungsumfang entsprechend beansprucht und dadurch ihr Zusammenspiel, das für die meisten Bewegungsabläufe (wie etwa das Zurücklehnen) erforderlich ist, wieder verbessert.
4. Um die Funktionstüchtigkeit jedes einzelnen Gelenks aufrechtzuerhalten und sie nach und nach zu verbessern.

Jedes aufbauende, das heißt gestaffelte Übungsprogramm muß jeweils individuell auf den Betroffenen abgestimmt sein. War ein Patient z. B. durch ein schmerzhaftes Leiden zwei Monate ans Bett gefesselt, so ist es natürlich sinnlos, ihm sofort einen allmorgendlichen flotten Spaziergang zu verordnen. Während der ersten beiden Tage wird man einen solchen Patienten zwei- bis dreimal täglich von seinem Bett ein paar Schritte zu einem Lehnstuhl machen lassen. Ein Arzt wird jedenfalls versuchen, dafür zu sorgen, daß seine Patienten jeden Tag aufstehen — sei es auch nur für einige Minuten. Man wird ihnen auch leichte heilgymnastische Beinübungen verordnen, besonders für den aus vier Anteilen bestehenden „Quadrizeps-Muskel" (Musculus quadrizeps femoris) an der Vorderseite des Oberschenkels, der das Aufrechtstehen maßgeblich unterstützt. Ein(e) Heilgymnast(in) wird versuchen, diesen Muskel auch bei bettlägerigen Patienten, die nicht zu schwer krank sind, durch Hebe- und Beugeübungen zu beanspruchen.

Wenn Sie einige Zeit im Bett bleiben müssen, werden Sie beobachten, daß Ihre Oberschenkel deutlich dünner werden. Ich persönlich rechne, daß eine einwöchige Bettruhe ein einmonatiges Üben erforderlich macht, um die eingebüßte Kraft und den ursprünglichen Umfang des „Quadrizeps" wiederzuerlangen. Ist man einen Monat ans Bett gefesselt, bedarf es dazu schätzungsweise eines dreimonatigen Aufbauprogramms.

Es ist wichtig, jede Bewegung wirklich in vollem Umfang durchzuführen, denn es ist meist gerade dieses „letzte Alzerl", das den größten Nutzen bringt. Wenn Sie beispielsweise Ihren Hals strecken, das heißt Ihren Kopf so weit als möglich von den Schultern abheben sollen, dann müssen Sie das mit allen Mitteln versuchen und nicht nur mit 95%igem Einsatz. Oder wenn man etwa von Ihnen verlangt, den Ellbogen durchzustrecken, so bemühen Sie sich, das Gelenk wirklich ganz durchzustrecken, auch noch das letzte kleine Stück. Wenn Sie daran zweifeln, daß Ihr selbständiges „freies" Üben zum Erfolg führt, dann nehmen Sie unbedingt die Hilfe eines erfahrenen Physiotherapeuten in Anspruch.

Wie man der Entstehung von Schmerzen durch regelmäßiges Üben vorbeugen kann:
Viele Menschen sind leider der Ansicht, daß Ihnen der Alltag — etwa durch Einkaufen, Stiegensteigen, Bücken etc. — genug Bewegung verschafft, um Ihre Muskeln und Gelenke „in Schuß", das heißt geschmeidig, beweglich und schmerzfrei zu erhalten. Das trifft natürlich nicht zu. Dabei führt man im wesentlichen immer wieder die gleichen und damit nur eine beschränkte Anzahl von Bewegungen durch, und auch diese nicht in ihrem ganzen Ausmaß. Es ist unerläßlich, regelmäßig Bewegungen, die den Körper in vollem Umfang beanspruchen, auszuführen sowie gegebenenfalls auch Übungen, die speziell jene Körperpartien berücksichtigen, deren Beweglichkeit etwa nach einer schmerzhaften Verletzung oder einer Erkrankung eingeschränkt ist.

Korrekte Körperhaltung (siehe Seite 44) ist wichtig, um die richtige Stellung der verschiedenen Gelenke und Knochen zueinander zu gewährleisten und damit eine schmerzhafte Überbeanspruchung von Bändern und Gelenken zu verhindern. Daher werden Haltungs- und Bewegungsübungen im Rahmen einer Physiotherapie oft kombiniert. Weiters sind auch Aktivitäten wie Tanzen, Schwimmen und Gymnastik mit Musik in diesem Zusammenhang sehr nützlich. Es ist allerdings außerordentlich wichtig, sich auch diesbezüglich an einen medizinisch ausgebildeten Fachmann zu wenden — ein Tanzlehrer kann Ihnen zwar Tanzbewegungen zweifellos sehr gut beibringen, wird aber beispielsweise von der eingeschränkten Beweglichkeit der Gelenke älterer Menschen keine Ahnung haben. Auch Yoga ist im Zuge eines solchen Übungsprogramms sicher sehr lohnend, aber eben-

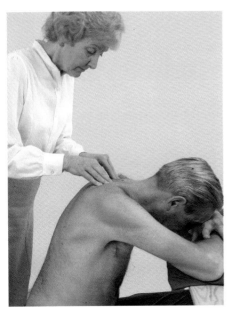

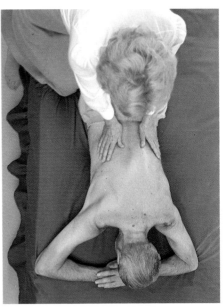

Um schmerzhafte Verspannungen des
Nackens zu lösen, massieren Sie behutsam
die Muskeln zu beiden Seiten der Wirbelsäule sowie im Bereich der Schultern.

Leichtes kreisförmiges Massieren kann bei
einem verspannten, schmerzhaften Rücken
Wunder wirken. Achten Sie darauf, daß Sie
dabei nicht die Wirbelsäule berühren.

Magenschmerzen oder Menstruationsbeschwerden können durch die Wärme eines Thermophors erfolgreich gelindert werden. Verwenden Sie die Wärmeflasche immer nur in
einer Hülle, oder umwickeln Sie sie mit einem Tuch.

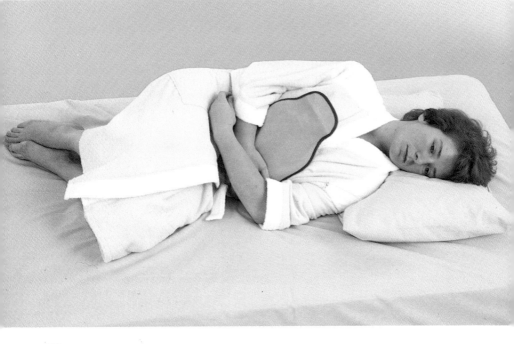

falls nur dann, wenn man die für diese Technik erforderliche Beweglichkeit mitbringt. Das wird etwa bei einem alten Menschen mit einem krankhaft veränderten Hüftgelenk, dessen operativer Ersatz schon abzusehen ist, nicht der Fall sein und würde daher seinen Zustand nur noch verschlechtern. — Das oberste Gebot lautet, stets mit Bedacht und unter Benützung des Hausverstands vorzugehen.

Es ist völlig unmöglich, an dieser Stelle spezielle Übungen gegen die unterschiedlichsten Beschwerden zu nennen. Aber dafür haben wir ja Physiotherapeut(inn)en und Heilgymnast(inn)en. Sind Sie aber bei guter Gesundheit, so sollten Sie täglich eine Reihe von Übungen durchführen, um sicherzugehen, daß alle Ihre Gelenke in vollem Umfang beansprucht werden. Diese Übungen finden Sie in den entsprechenden vorangegangenen Kapiteln dieses Buches:
Kopf- und Halsregion (Seite 32)
Arme und Schultern (Seite 33)
Wirbelsäule und Rücken (Seite 52)
Beine (Seite 35).
Wenn Sie sich für diese Übungen täglich insgesamt 15 bis 20 Minuten Zeit nehmen, so ist das ausreichend. Denken Sie daran, vernünftig zu beginnen. Wiederholen Sie jede Übung in den ersten Tagen nur dreimal, dann fünfmal, und steigern Sie in der Folge um ein bis zwei Wiederholungen pro Woche, bis Sie jede Übung schließlich zehnmal machen.

Nach meinen Erfahrungen führt dieses Übungsprogramm zu allgemeinem Wohlbefinden. Wie wir gesehen haben, hat unsere Stimmung großen Einfluß darauf, wie wir Schmerzen empfinden bzw. auf sie reagieren. Eine auf diesem Wege erlangte optimistische und positive Einstellung kann im Hinblick auf Ihre Moral und Ihre Schmerzen Wunder wirken.

Massage

Auch Massage kann dazu herangezogen werden, die Beweglichkeit unserer Glieder zu erhalten und Schmerzen zu lindern. Massage steigert die Durchblutung der stimulierten Muskeln und anderer Gewebe, verhindert deren Schwächung, lockert verspannte Muskulatur und erzeugt ein Gefühl des Wohlbefindens. Durch Stimulation der A-beta-Nervenfasern der Haut hat sie aber auch einen schmerzdämpfenden Effekt, ähnlich wie die „TENS-Methode" und die Vorgangsweise

beim „Wegreiben" eines Schmerzes (siehe Kapitel 11) über den Mechanismus der zentralen Schmerzhemmung.

Wenn es irgendwie möglich ist, dann sollte man sich an einen ausgebildeten Masseur wenden. In vielen Fällen ist das jedoch — vor allem täglich — nicht durchführbar, so daß der Partner, Verwandte oder Freunde vorübergehend einspringen müssen. Leichtes Massieren der Schulter- und Nackenmuskulatur ist einfach und führt bei heftigen Kopfschmerzen oder einem steifen Genick zu einer unglaublichen Schmerzlinderung. Derartige leichte Massage, auch im Bereich anderer Muskeln und Gelenke, kann durchaus vom Laien ausgeführt werden (siehe gegenüberliegende Abbildung). Man kann Massage gegen jede Art von Schmerz überall am Körper anwenden, solange man zwei Dinge berücksichtigt: Wenn für den Betroffenen die Massage schmerzhaft ist, so ist das ein Zeichen dafür, daß der „Amateur-Masseur" zu energisch ist, das heißt zu kräftig massiert. Als zweite Maxime gilt, daß er nie bei die Wirbelsäule berühren sollte! Puder, Baby-Öl oder auch schmerzlindernde Einreibmittel können verwendet werden, um die Reibung herabzusetzen (siehe Seite 113).

Erwarten Sie nicht, daß auf diese Weise die fachmännische Behandlung durch einen ausgebildeten Masseur ersetzt werden kann — das ist natürlich unmöglich. Aber auch eine vom Laien ausgeführte leichte Massage kann durchaus eine Linderung Ihrer Beschwerden sowie eine Verbesserung der Beweglichkeit Ihrer Gelenke zur Folge haben.

Wärmeanwendung

Wärme ist eigentlich gegen jede Art von Schmerz wirksam, und die Wärmeflasche auf der Haut ist ein altbekanntes Heilmittel gegen schmerzhafte Zustände. Bei ihrem Gebrauch muß man allerdings besonderes Augenmerk darauf richten, keine Hautverbrennungen zu verursachen. Man sollte deshalb die folgenden Richtlinien beachten: Füllen Sie den Thermophor nie mit kochendem Wasser. Achten Sie darauf, daß Sie ihn nicht zu weit anfüllen, und stecken Sie ihn immer in eine Hülle, oder umwickeln Sie ihn fest mit einem Handtuch, so daß die heiße Gummi-Oberfläche niemals mit der Haut in Berührung kommt. Die Gefahr von Verbrühungen oder Verbrennungen ist vor allem bei Kindern gegeben, weshalb man hier ganz besonders vorsichtig sein sollte. Die

Verwendung eines kleinen elektrischen Heizkissens ist vielleicht für beide, Kinder und Erwachsene, sicherer. Sowohl Wärmeflasche als auch Heizkissen sollten jeweils 15 bis 20 Minuten mehrmals täglich, je nach Bedarf, auf die schmerzende Stelle aufgelegt werden.

Es gibt zwei Theorien darüber, warum Wärmeanwendung schmerzlindernd wirkt. Die erste stützt sich darauf, daß Wärme zu einer Erweiterung der Gefäße führt und damit zu einer gesteigerten Durchblutung. Das heißt, daß heilende Wirkstoffe — chemische und andere Substanzen — rascher in den geschädigten Gewebebezirk gelangen und schädliche Stoffe, wie etwa Kinine und Prostaglandine (siehe Seite 9 und 79), durch den Blutstrom schneller „weggeschwemmt" werden.

Die zweite Theorie geht davon aus, daß die Nerven in der Haut durch Wärme in sehr ähnlicher Weise stimuliert werden wie durch die elektrischen Impulse im Rahmen der „TENS-Therapie" (siehe Seite 100 bis 102) und so ebenfalls zu einer Veränderung unserer Schmerzwahrnehmung führen.

Andere Formen der Wärmeanwendung sind jahrhundertelang in verschiedenen Kulturkreisen praktiziert worden, so z. B. römische Bäder, russische und türkische Dampfbäder oder skandinavische Saunas. Außerdem machen sich Ärzte und Physiotherapeuten zwei Arten von mechanisch erzeugter Wärme zunutze: Die Ultraschall-Therapie verwendet hochfrequente Schallwellen (mit über 1 Million Schwingungen pro Sekunde), die für das menschliche Ohr nicht wahrnehmbar sind. Wenn sie durch die Haut in tiefere Körperschichten eindringen, geben die Schallwellen Wärme ab, sobald sie auf feste, harte Strukturen, wie ein Gelenk bzw. einen Knochen, treffen. Daher benützt man dieses Verfahren z. B. zur leichten Erwärmung entzündeter Gelenke, etwa bei Arthritis.

Eine andere Methode, die sogenannte Diathermie, verwendet Radiowellen, deren Energie in der Tiefe des Gewebes in Wärme umgewandelt wird, während die Haut selbst kalt bleibt. Diathermie funktioniert nach dem gleichen Prinzip wie ein Mikrowellen-Herd — Wärme, die sich von innen nach außen ausbreitet.

„Eis-Behandlung"

Überraschenderweise ist Kälteanwendung genauso wirksam und sollte, wenn Wärme zu keiner Schmerzerleichterung führt, auf jeden Fall versucht werden — besonders bei Muskel- und Gelenkschmerzen. Am besten verwendet man dazu ein Stück Eis ohne scharfe Kanten, etwa in der Form eines größeren Stücks Seife. Dazu läßt man Wasser z. B. in einer tiefen Untertasse oder einer kleinen Schale gefrieren. Vergessen Sie nicht, etwaige scharfe Kanten zu entfernen, indem Sie kurzzeitig Wasser darüberlaufen lassen. Der Eisblock sollte immer in ein Tuch gewickelt werden, da es, ähnlich den Verbrennungen durch eine Wärmeflasche, unter Umständen zu Erfrierungen der Haut kommen kann. Entsprechend der Anwendung des Thermophors können Sie auch Eiswürfel in einem Gummi-Eisbeutel verwenden.

Das Eis — egal, ob als großes umwickeltes Stück oder als Eisbeutel — sollte man langsam und behutsam über die schmerzenden Stellen gleiten lassen, und zwar so lange, bis man spürt, daß die Haut allmählich gefühllos wird. Man darf das allerdings nicht länger als jeweils fünf Minuten machen, in Abständen von mindestens 10 Minuten, da sonst unter Umständen Erfrierungen auftreten. Aufgrund dieser Gefahr und wegen ihrer relativ geringen Körpergröße und der damit verhältnismäßig kleinen Körperoberfläche möchte ich davon abraten, diese Methode bei Kindern anzuwenden, ohne vorher mit einem Arzt darüber zu sprechen. Dem Taubheitsgefühl gehen gewöhnlich andere Empfindungen voraus. Zuerst wird man Kälte spüren, anschließend stellt sich meist ein „Brennen" ein, gefolgt von einer Gewebsstarre, bis das betroffene Gebiet schließlich empfindungslos wird. Sobald dieses Stadium erreicht ist, sollte man das Eisstück entfernen und etwas Bewegung machen. Die Anwendung von Eis ist besonders förderlich, um die Beweglichkeit steifer oder schmerzender Gliedmaßen wiederherzustellen. Sie bewirkt außerdem eine deutliche Schmerzlinderung bei Quetschungen, Prellungen und Kopfschmerzen, speziell bei einem „Kater". Zur Behandlung ausgedehnter Verletzungen ist Kälteanwendung nicht so gut geeignet, einfach weil in diesem Fall viel größere Flächen gekühlt werden müssen.

Man nimmt an, daß die Wirkungen von Eis — zusätzlich zu seiner lokalanästhetischen Wirksamkeit — jenen der Akupunktur (Seite 103 bis 105) und der „TENS-Therapie" sehr ähnlich sind. Dieser Zusammenhang wurde von Prof. Ronald Melzack unter anderem

1980 in zwei Studien dargestellt: In der ersten Versuchsreihe erhielten Patienten, die an akuten Zahnschmerzen litten, Eismassagen am Handrücken, jeweils auf der schmerzenden Seite. Überraschenderweise ließ die Schmerzintensität bei der Mehrzahl der Betroffenen um mindestens 50% nach.

In der zweiten Studie wurden Patienten, die an chronischen Rückenschmerzen im Bereich der Lendenwirbelsäule litten, sowohl mittels der „TENS-Methode" als auch mit Hilfe von Eis-Massage behandelt. Es stellte sich heraus, daß beide Therapie-Formen gleichermaßen wirksam waren und manche Patienten sogar die Eisbehandlung als effektivere Maßnahme bezeichneten.

Hautreizmittel

Es gibt eine Reihe schmerzlindernder Methoden, die darauf beruhen, daß man durch Reizung der Haut dort gleichsam eine „künstliche Verletzung" erzeugt, die zu einer Beeinflussung des eigentlichen Schmerzes führt. Das Auflegen von Senfpflastern auf die Brust gegen die Schmerzen einer Rippenfellentzündung wurde jahrhundertelang praktiziert und wird gelegentlich auch heute noch durchgeführt. Die alte englische Methode des „dry neddling" zur Schmerzlinderung bei Rheumaknötchen und jene Techniken, die man unter dem Begriff „Schröpfen" zusammenfaßt, sind andere aus der Mode gekommene Beispiele dieser Art von Behandlung. Eine Form des Schröpfens besteht z. B. darin, eine Tasse zunächst mit heißem Wasser zu füllen, dieses dann auszuleeren und die Tasse rasch auf der Haut über der schmerzenden Stelle zu stülpen. Kühlt die Tasse ab, so zieht sich die Luft darin zusammen und saugt die Haut an. Dadurch entstehen winzige Hautverletzungen, die selbst Schmerz verursachen, und es kommt zu einer Linderung der eigentlichen Beschwerden. Andere traditionelle Methoden bestehen in der Anwendung von Brei-Umschlägen und heißen Wickeln. Die Wirksamkeit so althergebrachter chinesischer Techniken wie Moxibustion und Akupunktur beruht zur Gänze oder zumindest teilweise auf ihrer Fähigkeit, die Haut zu reizen.

Bei der Moxibustion, wie sie ursprünglich in China angewandt wurde, werden kleine Röllchen aus den Haaren des Beifuß — einer Heilpflanze (Artemisia moxa) — entzündet und so weit abgebrannt, bis leichte Brandwunden entstehen.

Jedes Verfahren, das auf diese Art Reizwirkung auf die Haut ausübt, stimuliert auch die Nerven in diesem Bereich und wirkt daher in ähnlicher Weise wie die „TENS-Therapie" (Seite 100 bis 102). Aufgrund der lokalen Wärmeanwendung kommt es jedoch außerdem noch zu einer Erweiterung der Blutgefäße und damit zu einer gesteigerten Durchblutung in diesem Hautbezirk, was wiederum eine lokale Erwärmung und Rötung der Haut zur Folge hat.

Es kann sein, daß der „künstlich" verursachte leichte Schmerzreiz die eigentlichen Schmerzen überdeckt, oder daß der schmerzlindernde Effekt dadurch erzielt wird, daß der Patient — im Sinne eines Placebo-Effekts — einfach das Gefühl hat, es wurde „etwas Positives" gegen seine Beschwerden unternommen.

Zu den am häufigsten verwendeten Hautreizmittel zählen die sogenannten — rezeptfrei erhältlichen — Linimente, das sind medizinische Einreibemittel. Sie führen zu einer lokalen Erwärmung der Haut und werden im allgemeinen gegen Muskelschmerzen angewandt, können aber auch z. B. die durch arthritische Gelenke verursachten Beschwerden günstig beeinflussen. Außerdem benützt man sie häufig für Massagen (siehe Seite 111), wo sie überaus angenehm wirken. Die gängigsten Einreibemittel sind die „weißen Sorten": Wintergrün-Öl (Methylsalicylat), Terpentin-Öl und Saponin (Schmierseife). Es gibt auch stärker wirksame Linimente, die lokalanästetische Wirkung besitzen und zu einer vorübergehenden Betäubung der Nervenendigungen in der Haut führen. Sie werden daher manchmal zur Linderung von Juckreiz herangezogen. Einige sehr starke Präparate können jedoch unter Umständen sogar Blasenbildung der Haut hervorrufen. Einreibemittel sollten nicht mit offenen Wunden wie etwa einer Brand- oder Schürfverletzung in Berührung kommen und auch nicht auf besonders empfindliche Stellen der Haut, wie beispielsweise die Brustwarzen, aufgetragen werden. Wenn Ihre Haut ganz allgemein sehr empfindlich ist, oder wenn Sie zu Ekzemen neigen, sollten Sie vor der Verwendung eines Liniments mit Ihrem Arzt sprechen. Gleiches gilt auch für den Fall einer vermeintlichen Zerrung oder Verstauchung, um sicherzugehen, daß Sie durch ein Einreibemittel nicht etwa den Schmerz einer Fraktur überdecken.

EINIGE WICHTIGE PHARMA-ZEUTISCHE PRÄPARATE

Internationaler Freiname	Handelsname in Österreich	BRD
Buprenorphin	Temgesic®	Temgesic®
Carbamazepin	Neutrotop® Tegretol®	Sirtal® Tegretal® Timonil®
Clonidin-hydrochlorid	Catapresan®	Catapresan® Dixarit®
Codeinum phosphoricum	Codeinum phosphoricum-„Antos"®	Codeinum phosphoricum-Compretten®
Cortisonacetat	Cortone-Azetat®	Cortison CIBA®
Dextropropoxyphen	in: Algo-Prolixan® APA-Tabletten® Contralorin-forte® Sigmalin-B$_6$-forte® Trivitalgin® Ulltrapyrin®	Develin®
Ergotamintartrat	Ergotartrat® Secupan®	Ergotamin Medihaler- Dosier Aerosol® Gynergen®
Ergotaminhaltige Suppositorien	Cafergot® Pansecoff®	Cafergot®
Hydrocortison	Hydrocortone®	z. B. Alfason® Cordes® Fictoril® Hydrocort®
Ibuprofen	Brufen®	Brufen® Dolgit Ibu-Attritin® Novogent N® Opturem®
Idoxuridin	IDU „Röhm Pharma"®	Iducutit® IDU „Röhm Pharma"® Spectanefran® Synmiol® Virunguent® Vistaspectran® Zostrum®

Internationaler Freiname	Handelsname in Österreich	BRD
Indometacin	Indo-Arcana® Indocid® Ralicid®	Amuno® Argun® durametacin® Indometacin Rekur Indomet-ratiopharm® Indo-Phlogent® Indo-Tablinen® Vonum®
Pentazocin	Fortral®	Fortral®
Pizotifen	Sandomigran®	Sandomigran® Mosegor®

DANKSAGUNG

Professor Ronald Melzack bin ich zu großem Dank verpflichtet, sowohl für sein Vorwort zur kanadischen und zur US-Ausgabe als auch für seine freundliche Genehmigung, einen Auszug des „McGill-Melzack-Schmerzfragebogens" auf Seite 18 dieses Buches abzudrucken sowie seine Forschungsergebnisse zur Erläuterung der Abbildungen auf den Seiten 19, 25 (oben), 37, 75 und 81 heranzuziehen.

Ebenso möchte ich meinem Freund und Kollegen Dr. Christopher Wells, derzeit Direktor des „Centre of Pain Relief" am Walton Hospital in Liverpool, für seine wertvolle Unterstützung danken. Schließlich gilt mein Dank auch meinen Herausgebern Piers Murray Hill und Nancy Duin sowie meinem Verleger Martin Dunitz für ihre Hilfe und Unterstützung.

Sampson Lipton, 1984

Der Verlag dankt folgenden Personen und Organisationen für die Überlassung von Fotomaterial: Julie Habel/Art Directors Photo Library, London (Seite 41); Department of Medical Photography, Colchester District, und der British Medical Acupuncture Society (Seite 103); Pictor International, London (Seite 84 und 99). Die Umschlag-Fotografie stammt von Heinz Schwarz/Pictor International, London.

Die Studioaufnahmen stammen von Dave Brown. Ausführende waren Roy Seeley und Joanna Parker; unter fachlicher Anleitung der Physiotherapeutinnen Helen Shilston und Bridget Ellis aus dem Westminster Hospital. Die Requisiten wurden freundlicherweise von folgenden Organisationen zur Verfügung gestellt: Bettwäsche von „Dorma", Manchester; Fußschemel und Schaukelstuhl von „Harrods", London; das Bett vom „London Bedding Centre", London SW1; Porzellan und Glas vom „Reject Shop", Kings Road, London. Die Diagramme wurden von Cathy Clench und Terry Carriage gezeichnet.

REGISTER

119

Gesundheit!

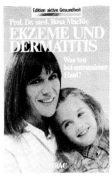

Dieses übersichtlich gestaltete Buch sagt dem betroffenen Leser alles, was er wissen muß, um seine Ekzeme unter Kontrolle zu halten oder sie sogar auszuheilen. Es wurde von Prof. Dr. med. Rona MacKie verfaßt, die Professor für Dermatologie an der Universität Glasgow (Schottland) ist und über eine zwanzigjährige Erfahrung in der Behandlung von Hautkrankheiten verfügt.

Prof. Dr. med. Rona MacKie

Ekzeme

110 Seiten, zahlreiche Abbildungen

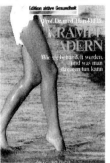

Die Frage „Was sind Krampfadern wirklich und wodurch werden sie verursacht" steht in diesem Buch im Mittelpunkt. Breiter Raum ist den Behandlungsmöglichkeiten gewidmet, praktikable Anleitung zur Selbsthilfe wird geboten.

Prof. Dr. med. Harold Ellis

Krampfadern

110 Seiten, mehr als 70 Abbildungen

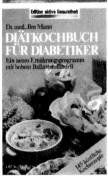

Ein ganz besonderes Kochbuch, geschrieben für Diabetiker, die Feinspitze bleiben wollen. Jedem einzelnen Rezept wurde die Kalorien/Joule-Anzahl beigefügt, ebenso die Broteinheiten, die Ballaststoffe sowie der Eiweiß- und Fettgehalt.

Dr. med. Jim Mann

Diätkochbuch für Diabetiker

126 Seiten, zahlreiche Farb- und SW-Abbildungen

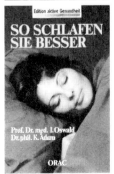

Weltberühmte Spezialisten geben auf wissenschaftlicher Basis erarbeitete, praktische Ratschläge wie Schlaflosigkeit, hervorgerufen durch viele unterschiedliche Faktoren, wirkungsvoll zu vermeiden ist.

Prof. Dr. med. Ian Oswald/Dr. Kirstine Adam

So schlafen Sie besser

122 Seiten, 16 Farb- und 10 SW-Bilder, 10 Zeichnungen.

In jeder Buchhandlung

ORAC

Gesundheit!

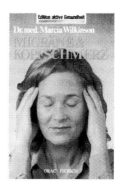

Was ist Migräne? Was löst Kopfschmerzen aus? Wie können Sie sich selber helfen? Dr. med. Marcia Wilkinson beantwortet in diesem Buch äußerst kompetent diese und viele weitere Fragen. Anhand informativer Fallstudien erläutert sie, was Migräne von anderen Kopfschmerzen unterscheidet, wie man sie erkennen kann und wie die Schmerzen „in den Griff" zu bekommen sind.

Dr. med. Marcia Wilkinson

Migräne & Kopfschmerzen
108 Seiten, 16 Farbfotos, 17 SW-Fotos

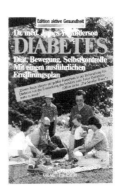

Dr. Anderson versucht, alle wichtigen Aspekte des Diabetes zu behandeln. Was er anbietet ist eine allgemeine Einführung in das Wesen der Erkrankung, ferner die wichtigsten Möglichkeiten, die Stoffwechseleinstellung mit einer speziellen Diät zu kontrollieren und damit Komplikationen zu vermeiden.

Dr. med. James W. Anderson

Diabetes
160 Seiten, 23 Farbfotos, 45 SW-Fotos

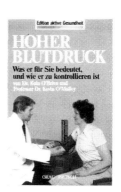

Ein Handbuch für jedermann, der an Bluthochdruck leidet. Auf dem aktuellen Stand des medizinischen Wissens, verfaßt von erfahrenen und einschlägig ausgebildeten Fachärzten.

Dr. med. Eoin O'Brien/Prof. med. Kevin O'Malley

Hoher Blutdruck
108 Seiten, 17 Farbfotos, 10 SW-Fotos

In jeder Buchhandlung

ORAC